잘못된 식생활이 성인병을 만든다

잘못된 식생활이 성인병을 만든다 : 미국 상원
영양문제특별위원회 원저 ; 원태진 편역. -- 개
정판. --
서울 : 형성사, 2003
    p. ;   cm. -- (건강신서 ; 2)

ISBN 89-7346-130-3 03510 : ₩6500

594.1-KDC4
613.2-DDC21   CIP2003000839

개정판
잘못된 식생활이 성인병을 만든다
―미국 상원 영양문제보고서―

미국 상원 영양문제특별위원회 원저

원태진 편저

형성사

개정판을 내면서

근래 식생활 개선이나 성인병의 예방 대책에 관한 수많은 참고서적이 출판되어 있음에도 불구하고, 지난 16년 동안 꾸준히 읽혀져 온 이 책자의 애독자 여러분께 심심한 감사의 말씀을 드립니다.

편역자로서 출판된 지 16년이나 지난 지금에 와서 독자에게 특별히 당부말씀을 드리려는 것은, 많은 세월이 흘렀음에도 불구하고 영양문제보고서의 내용이 의학적으로나 영양학적으로 현재의 상황과 조금도 다르지 않다는 사실입니다.

일부 독자께서는 연구보고의 연대가 오래된 것이 있어서 현실 사정과 괴리가 있는 게 아닐까 하는 의구심을 갖고 있는 듯하나 현재의 상황과 전혀 다르지 않다는 점을 확신하고 있습니다.

물론 이 작은 책자에서 광범위한 자료나 연구성과를 망라할 수는 없을 것입니다.

이 책자 45페이지에는 "비타민C가 암예방에 효과적인가"라는 항목이 있습니다. 여기에는 노벨상 수상자인 라이너스 폴링 박사의 저서 내용의 일부가 소개되어 있습니다.

그러나 지금 우리나라에 비타민C로 암을 치료하는 병원이 두 군데나 있다는 사실은 너무 최근의 일이므로 싣지 못하였습니다.

비타민C로 암을 치료하는 병원은 삼성서울병원 혈액종양내과(주로 백혈병 등 혈액암)와 안세병원 비타민클리닉(위암, 대장암 등 고형암)입니다. 그리고 대한가정의학회 비타민연구회 등에서는 비타민 등 영양물질로 질병을 예방·치료하는 방법을 연구보급하고 있습니다.

또한 이 책자 40, 117, 158페이지에는 저혈당증에 관한 내용이 실려 있습니다. 저혈당증은 당뇨병과 정신질환의 원인이기도 한데, 우리 어린이들이 공격의 표적이 되고 있습니다. 저혈당증은 지금 우리 사회에서 바로 전성기를 이루고 있습니다. 결코 과거의 해묵은 일이 아닙니다.

또한 266페이지에는 셀레늄이라는 미량미네랄에 관하여 설명되어 있습니다. 요즘 TV 광고에 나오는 셀크라는 우유가 바로 셀레늄이 함유된 우유입니다.

편역자는 245페이지와 248페이지에 실린 분자교정의학과 메가비타민요법의 이론과 실제에 관하여 1981년부터 지금까지 의사, 약사, 영양사에게 교육해 왔습니다.

이 책자를 읽으시는 여러분들은 이웃에게도 적극 권유하여 건강사회를 실천해 주시기 바랍니다.

2003년 9월 1일
원 태 진 씀

프롤로그
우리들의 상식을 뿌리째 흔들어 놓은 미국 상원 영양문제특별위원회 보고서

　미국 상원 영양문제특별위원회의 5천여 페이지에 달하는 방대한 보고서는 하나의 문명사적 자료로 평가되고 있다. 이 위원회(조지 맥거번 위원이 위원장이었다)의 활동은 문명사상 그리고 의학사상 대사건이었으며, 지금 미국을 중심으로 일고 있는 거센 물결의 새로운 의학혁명의 추진력이 되었다.
　영양문제위원회는 활동을 개시한 초기에는 기아문제에 관심을 집중하였는데, 식품과 영양, 즉 식생활이 건강에 미치는 영향을 점차 더 깊숙이 조사해 가는 과정에서 놀라운 사실에 직면하게 되었다.
　1977년 1월 4일 맥거번 위원장은 기자회견에서 다음과 같은 선언을 하면서「미국인의 식생활 지침」(Dietary Goals for United States)을 발표하였다.
　"분명한 사실은 우리들의 식생활 양상이 지난 반세기 동안 부정적으로 변천해 왔으며 그 결과 우리들의 건강에 지대한 악영향을

끼치고 있다는 것입니다. ……지방이나 설탕 그리고 소금의 지나친 섭취는 여러 가지 치명적인 병들 가운데서도 특히 심장병, 암, 뇌졸중과 직접적인 연관성을 가지고 있습니다. 미국인의 10대 치명적인 질병 가운데서 6가지는 그 원인이 우리들의 식생활과 연관되어 있습니다."

영양문제위원회의 구성원만 보아도 이 위원회의 성격을 알기에 충분한데, 위원장인 맥거번 상원의원은 대통령 후보로도 지명된 바 있는 거물이며, 여기에 에드워드 케네디 의원, 찰스 퍼시 의원 등 쟁쟁한 인물들로 구성되었다.

영양문제위원회는 1975년에서 1977년까지 2년 동안에 걸쳐 식생활이 건강에 미치는 영향에 대하여 방대한 조사에 착수하였는데 그 규모는 퍼시 의원(당시 상원 외교분과위원회 위원장)이 "2년 동안 조사심의된 양은 미국 의회가 과거 150년 동안 행한 영양문제에 관한 심의의 총량보다 훨씬 많은 것이다"라고 한 말로도 짐작할 수 있다.

영양문제위원회의 조사에는 여러 분야의 세계적인 권위자가 출석하여 증언하였거나 자료를 제공하였다. 심장병에 관해서는 국제심장병회의 의장인 제레미아 스탬러 박사, 암에 관해서는 미국건강재단 이사장이며 의학부장인 언스트 윈더 박사, 조깅의 창시자이며 미국 보건교육복지성 차관보인 테오도르 쿠퍼 박사 등을 비롯하여 세계의 저명한 학자 270여 명이 참가하였다.

영양문제위원회의 조사범위는 19세기 말부터 오늘에 이르기까지 구미제국의 식생활의 변천과 질병과의 관계를 역사적으로 추적하고 또한 지리적으로 세계의 여러 나라와 지역, 뿐만 아니라 여러 민족이나 종교단체의 식생활 내용과 질병과의 관계를 치밀하게 조사·연구하였다. 여기에는 미국의 보건교육복지성, 농무성의 여러 부속연구기관 국립암연구소, 심폐혈관연구소, 국립영양연구소 등에 소속된 연구진을 총동원하였을 뿐 아니라, 영국왕립의학조사회의, 북유럽 3개국의학조사회의 등의 지혜도 최대한으로 활용하였다.

영국왕립의학조사회의의 휴 트로웰 박사는 "의회가 영양문제에 이처럼 열중하는 나라가 있으리라고는 미처 생각지 못했다. 과연 의회주의의 나라인 미국이다"라고 감탄하였다. 그는 영양문제위원회의 증언에서 "금세기 초 런던의 어느 큰 병원에서 1년 동안에 치료한 맹장염 환자는 불과 다섯 사람 내외였다. 그러던 것이 지금은 1,000명을 넘고 있다. ……맹장염도 식사에서의 섬유질 부족에 의한 식원병이며 가공식품을 주로 먹는 현대인의 잘못된 식생활에서 오는 현대병이다"라고 경종을 울렸다.

맥거번 위원장은 "약이나 수술로는 좀체로 고쳐지지 않는 성인병의 증가추세가 이대로 계속된다면 미국은 질병 때문에 경제적인 파산을 면치 못할 것이다"라고 엄중히 경고했다. 또 테오도르 쿠퍼 박사는 위원회에서 다음과 같이 증언하였다. "과학자들은 아직 식생활과 성인병의 구체적인 관련성을 인정하지 않고 있으나, 그러한 관련성을 보여주는 증거들이 증가하고 있다. 우리가 섭취하는 식품 및 음료의 종류와 양, 그리고 육체노동이 부족하고 앉아서 일하는 경우가 많은 미국사회에서의 보편적인 생활방식이 암과 심혈관질환 그리고 기타 성인병의 원인이라는 인식이 일반적으로 받아들여지고 있다."

영양문제위원회의 보고 가운데 「정신과 영양」이라는 독립된 내용에는 미국 분자교정의학회 회장인 마이클 레저 박사 등의 식생활 개선이나 비타민, 미네랄 등 영양물질의 투여만으로 정신분열증을 고치는 의학의 혁명적인 방법에 관한 증언도 있다. 이 방법은 "21세기의 의학", "의학의 혁명"이라고도 불리는 분자교정의학(Orthomolecular Medicine)의 주된 방법인 메가비타민요법(Mega-Vitamin Therapy)으로서, 신경안정제를 사용하는 지금의 방법보다 훨씬 효과가 있다는 것이며, 그 방법은 식사를 개선하여 우선 저혈당증을 고치면서, 비타민·미네랄 등으로 뇌세포의 영양대사의 균형을 조정한다는 것이다. 재래의 의학이 질병의 겉상태만을 약으로 분장시키는 기만적인 방법을 취하는 데 반하여, 이 새로운 의학적 방법은 인체를 구성하는 세포 단위의 영양대사를 정상으로 조정함으로써 질병의 근원을 고치는 근원적 치료의학이라 할 수 있다.

미국건강재단의 이사장이며 의학부장인 윈더 박사는 "여성들이 걸리는 암 가운데서 가장 치사율이 높은 유방암은 대장암의 분포와 매우 유사한 지리적 분포를 보여주고 있으며, 또한 전세계적으로 지방이 풍부한 식품의 섭취와 연관이 있다. 이 질병은 일본에서는 비교적 드물게 발생하는 병이다. 그러나 미국으로 이주한 일본인들 사이에서는 발병률이 증가하고 있다. 결국 그 이유는 그들의 식사에서 콜레스테롤과 지방의 섭취량이 많은가 적은가에 달려 있다"고 말했다.

영양문제위원회의 조사연구에 많은 공헌을 한 캐나다 정부의 보고서에는 "1971년 당시의 의료비는 국민소득의 7.1%였다. 최근 수년 간의 의료비는 해마다 12~16%씩 불어나는데, 이것은 국민소득의 증가율을 훨씬 능가하고 있다"는 구절이 있다. 미국의 의료비는 1962년 당시 316억 달러였는데, 해마다 불어나서 영양문제위원회가 집중적인 조사심의에 착수했을 무렵에는 1,180억 달러(1975년)로 무려 4배 가까이나 불어났다는 것이다.

이러한 사실로 미루어보면 맥거번 위원장의 "이러한 추세로 가다간 미국은 질병 때문에 경제적으로 파산할 것이며, 심장병만으로도 미국경제는 위태롭게 될 것이다"라는 우려가 결코 과장이 아니라는 것을 알 수 있다. 이렇게 공업선진국의 의료비가 치솟는 이유는 "건강문제"를 "의료산업"에 의뢰하는 데서 비롯한 것이다. 만약 건강문제를 식사개선이나 영양의 균형에로 돌린다면 엄청난 의료비의 지출을 보다 행복한 생활을 위한 일에 투자할 수 있을 것이다.

영양문제위원회의 결론을 한마디로 말하면 "미국은 20세기 초의 식사로 되돌아가자"는 것이다. 영양문제위원회는 다음과 같은 추계를 발표하고 있다.

"미국 농무성이 1971년에 행한 대규모 국민영양조사를 근거로 확정한 것인데, 잘못된 식생활을 바르게 개선한다면 심장병의 25%, 당뇨병의 50%, 비만증의 80%, 암이 20% 정도를 감소시킬 수 있을 것이며, 이렇게 되면 의료비는 약 3분의 1이 절약될 것이다." 이 말은 바꾸어 말하면, 현재 잘못된 식생활을 하고 있기 때문에 걸리지 않아도 될 질병에 걸리고 있다는 말이 된다.

여태까지의 의학은 식생활과 질병과의 관계를 도외시하여 왔고 생명단위인 세포 내의 영양대사에 관하여 별로 아는 것이 없었다. 말하자면 절름발이 의학이었던 것이다. 이러한 점에서 영양문제위원회의 공적은 위대한 것이며 문명사상 그리고 의학사상 빛나는 업적이 아닐 수 없는 것이다.

영양문제위원회의 조사연구보고서는 또한 미국을 중심으로 일기 시작한 생물학적 영양의학인 분자교정의학이라는 의학혁명에 박차를 가한 추진력이 되었다.

전통적인 의사들의 영양에 관한 무지는 영양문제위원회의 조사연구 과정에서 커다란 문제점으로 부각되었다. 즉 미국 내 의과대학에서 영양학을 필수과목으로 하고 있는 대학은 겨우 4%에 불과하며, 미국 내 병원의 4분의 1에서 2분의 1은 입원환자에게 영양학적으로 그릇된 식사를 제공하고 있기 때문에 병의 치유가 늦어지거나 치료가 거꾸로 되는 경우가 많다는 것이다. 여기서 의사의 영양지식 부족과 재래 영양학의 그릇된 이론이라는 과오가 동시에 지적되었다.

『뉴잉글랜드의학저널』지에서 메이어 박사는 "미국과 캐나다에서 알려지지 않은 최대의 영양불량지구는 지방의 슬럼도 도시의 빈민가도 아니고 바로 대도시의 병원, 입원실이 있는 병동이다"라고 규탄하고 있다.

"영양을 무시한 의학이란, 생각하면 참으로 기묘한 의학이다. 왜냐하면 매일 같이 먹고 있는 음식물에 함유된 영양소가 신체를 구성하며 생명활동을 영위하는 것이지, 음식물 외에 신체를 구성하거나 운영하는 것은 아무것도 없기 때문이다.

이렇게 당연한 자연의 순리를 과학이 고도로 발달한 공업선진국의 의사나 영양사가 미처 깨닫지 못하고 있었다면 역시 등잔 밑이 어두웠던 탓일까? 알고 보면 지극히 단순한 것이고 콜롬부스의 달

걀과도 같은 것인데"라고 영양문제위원회 보고서는 지적하고 있다.

여기서 영양문제위원회의 보고서와 같은 맥락에서 질병에 대한 새로운 개념을 역설한 파보 에어롤러의 견해를 소개하는 것이 유익하다고 생각된다.

"지난 2세기 동안 화학적, 물리학적인 과학은 급속히 발전되었지만 이것은 의학적 사상에 아주 나쁜 부정적인 영향을 주었고 치료기술의 진보도 지연시켰다. 표면상으로는 의학이 대단히 진보되었다고 선전하고 있지만, 장래에 언젠가는 때가 오면, 20세기는 역사상 의학의 암흑시대였다고 기록될 것이다.

이상하게도 병에 대한 20세기의 사고방식은 마치 원시적인 부두교도들의 생각과 비슷하다. 다만 차이점이 있다면, 그것은 부두교도들이 말하는 '악령'이 오늘날엔 '세균·박테리아·바이러스'로 둔갑되어 운이 나쁜 인간을 습격한다는 점뿐이다.

현대에 사는 우리들은 병이란 건강한 신체를 습격하는 것이라고 생각하고 있다. 예컨대 '병에 걸렸다'고 생각한다. 이 '악령'과도 같은 세균이나 바이러스가 이리저리 떠돌아다니면서 죄 없는 건강한 사람을 침략하는 것이라고 말하고 있다. 그러므로 현대의학자는 이 세균이나 바이러스라는 침략자를 약병이나 주사바늘로 죽여서 죄 없는 희생자를 악마의 습격으로부터 구해내는 일을 하고 있다.

그러나 새로운 생물학적 영양의학은 이와 같은 병에 대한 개념, 즉 '파스퇴르의 개념'과 대중요법에 이의를 제기하고 있다.

이 새로운 의학적 견해에 의하면, 병에 걸리게 되는 첫번째 원인은 세균이나 바이러스 때문이 아니고 병에 걸리게 된 사람의 잘못된 식생활 습관과 육체적·정신적 긴장, 즉 스트레스에 의해 저항력이 약해진 까닭이라는 논리적·객관적 사실에 기초를 두는 것이다.

세균이나 바이러스는 그 최후의 단계에서 자연의 질서의 한 부분으로서 살 수 없게 된 유기체를 다시 흙으로 환원시키기 위해 등장하는 것에 불과한 것이다. 이것이 자연의 법칙인 것이다. 세균이나 바이러스는 우리들의 생활주변에 어디든지 존재하며 살아 있는 신체조직의 어디에도 잠재해 있다. 그러나 조직체가 정상적인 건강상태에 있고 저항력을 가지고 있으면 이 세균이나 바이러스는 전혀 해롭지 않지만, 그 생명의 근원의 활력, 저항력이 떨어지면 곧 세균은 그 주인의 조직 속으로 침입하여 그것을 파괴시키는 것이다."

영양문제위원회 보고서의 결론은 "아무도 깨닫지 못하고 있는 사이에 현대인의 식생활 양식이 비자연적인 것으로 전락하였으며, 암·당뇨병·심근경색 등등의 성인병은 물론 정신분열증까지도 잘못된 식생활에 기원하는 식원병"이라는 것이다. 그러므로 식생활과 질병과의 관계, 그리고 어떻게 식생활을 개선해야 되는가를 알아보도록 한다.

차 례

개정판을 내면서 • 5
프롤로그 • 7

제1장 지금 구미선진국에선 식생활 개선에 필사적이다
모르는 사이에 무너져가는 영양의 균형 ………………………………… 21
현대인은 보이지 않는 설탕을 다량으로 섭취하고 있다 ……………… 22
평균수명이 늘었다는 것은 기만이다 …………………………………… 24
단백질의 섭취가 지나치면 암이 될 가능성도 커진다 ………………… 26
'성인병의 연소화(年少化)'라는 무서운 사실 …………………………… 28
가공식품은 비타민·미네랄 부족을 초래한다 ………………………… 29
미국인의 영양상태가 악화되었다는 미 농무성의 지적 ……………… 33
비타민·미네랄 결핍이 왜 이렇게 문제가 되어 있는가 ……………… 37
저혈당증과 가정 내 폭력과의 연관성 …………………………………… 40
비타민C가 암예방에 효과적인가 ………………………………………… 45
마그네슘은 심장병을 예방한다 …………………………………………… 48
셀레늄은 암과 심장병을 예방한다 ……………………………………… 49
식품첨가물은 필요악인가 ………………………………………………… 51
등교거부증이란 식품첨가물의 희생자 …………………………………… 53

제2장 지금 서양의학은 뿌리째 흔들리고 있다
성인병은 약이나 수술로는 낫지 않는다 ………………………………… 59
전문가들은 왜 현대의학으로는 성인병을 고칠 수 없다고 하는가 …… 62
암의 90%는 식사나 화학물질이 원인이다 ……………………………… 65
각 민족의 식생활과 성인병과의 관계도 철저하게 조사하였다 ……… 68

동물성지방의 섭취율이 높을수록 심장병이 된다 ································ 71
단백질과 동맥경화와의 인과관계 ··· 75
영양문제위원회는 콜레스테롤 양을 줄이라고 경고하였다 ······················ 77
동양인에게도 구미 스타일의 뇌졸중이 급증하고 있다 ·························· 79
미국에서는 바른 식생활에 의한 암 예방법이 연구되고 있다 ················· 80
지방의 과다섭취는 결장암과 유방암을 유발한다 ······························· 83
지나친 알코올은 암을 증가시킨다 ·· 86
식물섬유가 결장암을 예방한다 ··· 88
맹장염은 식물섬유 부족으로 온다 ·· 91
버킷 박사가 지적한 섬유질과 비만의 관계 ····································· 92
비만할수록 수명이 짧아진다 ··· 94
전문가들이 신뢰하고 있는 통계자료 ·· 96
카힐 박사가 공개한 통계자료 ·· 98
비만자는 심장발작으로 급사하는 율이 높다 ···································· 99
살이 찐 장수자는 거의 없다고 술회하는 리프 교수 ························· 102
미국·영국의 중요 보험회사가 발표한 비만자의 위험도 ····················· 104
혈압자동측정기가 놓여져 있는 슈퍼마켓 ······································ 106
당뇨병의 혁명적 치료식을 고안한 트로웰 박사의 가설 ···················· 107
섬유질 부족은 당뇨병을 격증시킨다 ·· 109
당뇨병이 식사의 잘못에 기인한다는 사실은 과학적으로 입증되었다 ····· 111
당뇨병 감소의 배경에는 항상 섬유질의 증가가 있었다 ···················· 113
격증하는 당뇨병의 원인을 지적한 위니코프 박사 ··························· 115
저혈당증을 유발하는 선진국의 잘못된 식생활 ································ 117
크롬이나 아연 등 미네랄의 부족도 당뇨병 유발의 원인이다 ·············· 120

제3장 구미화된 동양인의 식생활이 성인병을 증가시키고 있다
구미화된 식생활이 구미형 질병을 유발한다 ···································· 125
고도경제성장으로 구미인을 닮아간 일본인의 식생활 ························ 127

하와이 이주자의 질병 유형이 말해 주는 식생활과 질병과의 관계 ········ 131
식도암, 간암, 전립선암 등이 두드러지게 증가되었다 ····················· 133
이상적인 식생활의 이면은 어떤가 ·· 135
영국 학자들은 왜 인공영양아를 새 인종이라고 말하는가 ··············· 137
리프 교수를 놀라게 한 오키나와 어린이들의 변화 ························ 140
육류단백질보다 대두단백질이 내구력을 기른다 ···························· 143
곤도 박사의 조사결과는 무엇을 말해 주고 있는가 ······················· 145
일본의 10대들도 심장병 후보생 ··· 147
학교급식에 결함이 있다 ·· 150
왜 일본계 2세는 40대에 조로(早老)하는가 ·································· 152
전쟁 경험자가 요절하는 원인은 영양과다였다 ······························ 154
적어도 65%의 전분질은 필요하다 ·· 156
보호대상 노인인구가 구미의 3배나 되는 일본 ····························· 157
왜 의사는 저혈당증을 눈치채지 못하는가 ··································· 158
아연 부족이 인공미각을 부채질한다 ··· 162
단 것을 거부한 구니자키의 해녀들 ·· 165
일본 후생성도 나쁜 식생활에 눈을 뜨고 있다 ······························ 166
식생활 개선으로 무병장수할 수 있다 ··· 168
생활방식과 장수와의 관계를 조사한 브레슬로 박사팀 ··················· 171
값싼 동물성지방이 많은 학교급식 ·· 174
어머니 교육이 우선되어야 한다 ··· 176
잘못된 식생활 —— 알았다면 빨리 고쳐야 한다 ··························· 177

제 4 장 식생활 개선으로 건강증진과 질병을 치료하는 시대가 왔다
영양문제위원회는 6가지 식생활 개선목표를 제시했다 ··················· 181
몰몬교도의 건강수칙 ·· 183
몰몬교도는 어느 미국인보다 건강하다 ·· 186
하샤프트 박사는 채식주의를 목표로 삼으라고 증언 ······················ 187

곤도 박사의 장수하는 식사처방 ·· 190
여러 가지 곡물을 섞어 먹는 게 건강에 좋다 ································ 194
왜 완전곡류를 먹어야 하는가 ·· 195
녹황색야채를 충분히 섭취하라 ··· 197
일본의 물에는 미네랄이 부족하다 ·· 199
화학영농으로 재배된 야채에는 미네랄이 부족하다 ······················ 203
사람이나 원숭이는 몸 속에서 비타민C를 만들지 못한다 ············ 205
속을 비우는 것이 곧 병을 고치는 방법이다 ································ 206
단식은 신체조직을 생물학적으로 정화시키는 청소요법이다 ········ 209
자가융해는 인위적으로 촉진될 수 있다 ······································· 211
물만의 단식보다 생야채과일즙이나 효소단식이 더 효과적이다 ··· 214
당뇨병, 고혈압을 식사로 고치는 시대가 왔다 ····························· 216
같은 음식물이라도 먹는 방법에 따라 영향이 다르게 나타난다 ···· 220
전분질에 인슐린의 작용을 높이는 비결이 있다 ··························· 224
젠킨스 박사의 실험은 무엇을 말해 주는가 ·································· 226
놀라운 HFC 식사법의 치료효과 ·· 229
HFC 식사법은 환자 스스로 만들 수 있다 ··································· 230
장수연구소 재활센터가 발표한 믿기 어려운 기적 ························ 233
극적인 기적의 주인공 ··· 235
LRC의 식사는 지방을 억제하는 것이 비결이었다 ······················· 236
지방은 혈액의 점조도를 높여 혈액순환을 저해한다 ···················· 238
동물성이건 식물성이건 지방의 과다섭취는 나쁘다 ······················ 239

제 5 장 지금 의학계에는 큰 혁명이 일어나고 있다

레저 박사는 정신의학의 결함을 증언하였다 ································ 243
의학의 혁명 —— 분자교정의학 ·· 245
말기암 환자의 목숨을 비약적으로 연장시키는 메가비타민요법 ··· 248
지금 미국에서는 암치료의 방향이 달라지고 있다 ······················· 250

미량영양소로 성인병을 예방한다 ································· 253
에스키모인에게 동맥경화가 적은 것은 EPA 때문이었다 ············ 254
당뇨병의 원인에는 비타민B_6의 결핍도 있었다. ······················ 257
우유만으로 칼슘 부족이 해결되지 않는다 ························· 261
머리카락으로 건강상태를 알 수 있는 건강진단법이 개발되었다 ········ 263
공해와 성인병 시대에 건강을 지켜주는 위대한 미량미네랄, 셀레늄 ····· 266
비만은 영양결핍이 원인이었다 ·································· 270

에필로그 • 275

제1장 지금 구미선진국에선 식생활 개선에 필사적이다

모르는 사이에 무너져가는 영양의 균형

구미선진국의 식사는 동물성지방, 동물성단백질, 백설탕 등의 과잉섭취와 비타민·미네랄·섬유질 등의 섭취 부족으로 말미암아 젊은 나이에 성인병에 걸려 죽음을 불러들인다는 엄연한 사실은 영양문제위원회뿐만 아니라, 북유럽 3개국의학조사회의, 캐나다, 영국 등 여러 나라에서의 조사연구 결과에서도 일치하고 있다. 칼로리원이 되는 영양소는 지나치게 섭취되고 이를 대사하는 데 필요한 미량영양소는 부족된다. 게다가 섬유질이 부족한 영양의 불균형은 심근경색, 암, 당뇨병 등의 성인병을 초래하고 있다.

한국이나 일본에서와 같은 식사의 서구화 경향은 질병의 서구화로 이어져 동맥경화증도 동양인에게 많던 세소동맥경화에서 서구인에게 많은 죽상동맥경화로 이행하고 있다. 당뇨병의 발생이 급격히 증가되고 있으며 서구인에게 많은 결장암도 늘고 있다.

영양문제위원회의 보고서는 미국인들로 하여금 반세기 또는 1세기 전의 식생활 양식으로 돌아가라고 권유하고 있다.

그런데 우리나라에서는 현재 미국인의 식사를 모방하기에 급급한 현상이 나타나고 있다. 1986년 11월 1일, 제21회 한국영양학회 총회 및 학술대회에서는 "우리나라 국민의 영양소 섭취 수준이 점차 선진국형으로 변모해 가고 있으나 아직도 동물성단백질 등의 섭취가 현저히 부족한 상태"에 있으며, 이를 시정하기 위해서는 "곡류에의 의존도를 낮추고 동물성식품의 섭취를 높이는 국민의 식생활 개선책이 연구되어야 한다"고 역설하고 있다.

식품은 산업화되고 지식은 독점화되고 있다. 그러므로 우리들 개인은 그저 TV나 신문잡지에서 광고하는 대로 슈퍼마켓에서 사 먹고 있으며, 독점화된 지식정보의 공급자인 권위자로부터 "팥으로 메주를 쑨다"는 한결같은 지시를 받고 있는 실정에 있다. 식품산업 기술과 독점화된 지식들은 예외 없이 서구문명으로부터 수입되는 것들뿐이다. 그러므로 서구문명이 빠져나오려고 애를 쓰고 있는 그 늪으로 향하여, 과거에 그들이 걸어갔던 길을 그대로 갈 수밖에 없는 것이다. 우리가 미국 상원「영양문제특별위원회 보고서」를 읽어야 하는 이유는 바로 이웃들이 범한 과오를 되풀이하지 않기 위해서이다.

현대인은 보이지 않는 설탕을 다량으로 섭취하고 있다

미국의 예를 들어보면, 금세기 초에 비해 지방의 섭취는 25%나 늘어났고, 단백질의 총량에는 별다른 변화가 없으나, 그 내용에 있어서는 커다란 변화가 있어 금세기 초에는 거의 1 : 1이었던 동물성단백질과 식물성단백질의 비율이 2.3 : 1로 동물성단백질의 섭취량이 훨씬 늘어났다. 전분질은 지방이 증가한 만큼 줄었다. 금세기 초에는 곡류, 야채, 과일 등으로 총칼로리의 40%를 섭취했었는데 지금은 같은 비율의 전분질이라도 설탕의 소비가 증가하여, 곡류나 야채 등으로 섭취했던 칼로리는 절반 이하로 줄었다.

현재 미국인들은 설탕으로써 전체 칼로리의 24%를 섭취하고 있는데, 이것은 총전분질 44%의 절반이 넘는 셈이다. 이러한 변화가 어떻게 해서 성인병을 증가시키고, 지금과 같은 건강기아국으로 만들었는가는 곧 설명하겠지만 하여튼 이와 같은 변화는 끔찍한 변화이다. 그래서 영양문제위원회는 "지방이나 설탕을 줄이고 전분질을 증가시켜라"고 하는 「미국인의 식생활 지침」을 국민에게 제시하여 경고하였다.

총칼로리의 4분의 1을 설탕으로 충당하고 있다는 통계숫자를 보고 독자 여러분도 놀라지 않을 수 없을 것이다. 아무리 덩치가 큰 미국인이라 해도 이와 같이 대량의 설탕을 먹고 있다니 경악하지 않을 수 없는 노릇이다. 그러나 그들이 설탕을 가루나 덩어리째로 먹는 것이 아님을 알고서는 납득이 갔다. 즉 영양문제위원회가 "소비자 개인으로서는 통제할 수 없는 설탕이 불어나고 있는 실정이다"고 말한 바와 같이 그것은 가공식품에 들어 있는 '보이지 않는 설탕'인 것이다. 미국인들은 이와 같이 많은 설탕을 자의적으로 먹는 게 아니라 타의적으로 먹혀지고 있다고 영양문제위원회 보고서는 표현하고 있다.

이것이야말로 식품산업의 횡포이며, 인간이 스스로 파놓은 함정에 빠져버린 좋은 예인 것이다. 설탕의 소비가 문명의 척도라고 하던 시대가 엊그제였는데 설탕의 소비가 죽음의 척도가 될 줄은 누가 알았으랴.

평균수명이 늘었다는 것은 기만이다

미국의 6대 사인은 심장병, 암, 뇌졸중, 당뇨병, 간경화증, 동맥경화증으로서 모두가 만성퇴행성 질환들이다. 이들 질병은 구미적인 식생활이 원인이 되는 식원병으로 알려져 있다. 그래서 오늘날 선진국들은 이러한 잘못된 식생활을 계속하다가는 개인이나 나라가 다 위험하다는 사실을 통감하여 식생활 개선운동을 전개하고 있다.

1950년대 말 현재 인구 10만 명당 암 사망률을 보면, 덴마크 201, 프랑스 193, 미국 147, 캐나다 127 등으로 나타나 있다. 그러던 것이 1970년대에 있어서는 덴마크 232, 프랑스 207, 미국 171, 캐나다 150으로 늘어났다.

당뇨병에 있어서도 1950년대 말에는 미국이 16, 독일 12, 프랑스 11, 캐나다 11이던 것이 1970년대에는 미국 16.5, 독일 20.6, 프랑스 15.8, 캐나다 14.1 등으로 증가하였다. 심장병이나 뇌졸중에 있어서는 구미 각국은 1950년대 말부터 이미 높은 수준에 달해 있었고 현재에도 변함이 없다.

1970년대 이후의 암 사망률은 구미 각국에서는 앞서 말한 10만 명당 150~200명 이상인데 비하여 필리핀은 아직도 30명 전후이며, 앙골라 같은 나라는 8~9명밖에 되지 않으며, 필리핀은 당뇨병 사망자도 3명 이하로 선진국의 5분의 1에 불과하다.

이와 같은 숫자는 누가 봐도 놀라운 것이고 공포의 숫자일 것이다. 따라서 여러 나라의 의료보험이 자금면에서 파산에 직면하게 된 것도 알 만한 일이다.

선진국의 평균수명이 길어졌다고 하는데 과연 그럴까?

캐나다 정부는 『건강전망』에서 "선진제국의 통계는 엉터리로, 사실은 통계의 마술에 불과하다"라고 하여 파문을 던졌다.

또 영양문제위원회에 참석한 캘리포니아대학 건강정책 교수 필립 리 박사 등 몇 사람도 이 통계에 이의를 제기했다.

『건강전망』은 또 이렇게 지적하고 있다. "평균수명이 늘어난 것 같이 보이는 것은 신생아의 사망이 격감한 때문이다. 우리들은 이것에 현혹되어 있는 것이다. 1940년과 1970년을 비교해 보니 신생아의 기대여명(앞으로 몇 년이나 살 것이냐는 숫자로 평균수명이라는 것은 이 신생아의 기대여명이다)은 남자는 63세에서 69.4세로, 여자는 66.3세에서 76.5세로 6~10년씩이나 늘어났지만 이것은 신생아의 사망률이 이 사이에 4분의 1로 줄었기 때문이며, 어른들의 경우는 전혀 다르다. 즉 20세 된 사람들은 그 기간 동안에 남자 2.2세, 여자 6.5세가 늘어났을 뿐이다."

20세가 아닌 30세, 40세를 대충 계산해 보면 그 늘어난 비율이 훨씬 더 적어진다는 것은 두말할 나위가 없다.

하여튼 캐나다와 미국은 신생아의 수명이 늘어났지만, 어른의 경우는 그 기간 동안의 의학의 발달을 감안해서 계산해 보면 증가하지 않았으므로, 오늘날 선진국의 상황을 확실하게 파악하는 데는 평균수명 따위의 조잡한 통계는 아무런 쓸모가 없으며, 오히려 참다운 현실을 은폐할 뿐이다.

중년의 평균수명이 이렇게 장기간 동안 전혀 늘어나지 않고 실질적으로는 오히려 줄어든 이유는 성인병이 그만큼 증가했기 때문인데, 그것은 앞서 말한 바와 같이 성인병의 증가상황을 참고해 보면 간단한 계산으로도 알 수 있을 것이다.

단백질의 섭취가 지나치면 암이 될 가능성도 커진다

록펠러재단 건강문제연구소 부소장인 위니코프 박사는 영양문제위원회에서 "결핵 등 세균성질환이 퇴치된 가장 큰 원인은 영양개선 때문이다"라고 했다. 이 의견은 전문가라면 누구나가 100% 공감하는 바다.

여기서 영양개선이라는 뜻은 영양결핍이 개선되었다는 것이다. 지난날의 영양문제는 바로 영양부족이 문제였으나, 오늘날 선진국의 영양문제는 정반대로 영양과잉에 의한 영양의 불균형으로 완전히 뒤바뀌었다. 그러므로 오늘날에 와서는 영양실조라 함은 부족에 의한 것과 과잉에 의한 것, 이 두 가지 측면을 의미하는 것으로 해석되어야 한다. 뿐만 아니라 과잉영양에는 언제나 불균형이 존재한다는 사실이다. 그것은 칼로리원은 과잉되지만 한편으로는 미량영양소의 부족이 도사리고 있는 게 특징이다.

식생활 개선운동에 적극적인 노르웨이 정부는 1974년에 벌써 이렇게 언급하고 있다. "현재 우리나라의 식량정책의 기본은 국민에게 균형 있는 영양을 골고루 섭취토록 추진되어야 한다. 왜냐하면 지난날의 칼로리 부족이나 식량 부족이 해소된 반면에 지금은 영양 불균형이 현저하기 때문이다."

사회상황에 따라서 질병이 증감하는 예로서 유명한 것은 제1차 및 제2차 세계대전 중의 결핵과 당뇨병의 관계이다. 제1차 세계대전 동안 유럽은 식량 부족으로 결핵은 증가되었으나 반대로 당뇨병은 줄어들었다. 식량 부족은 결핵을 증가시켰으나 사치병인 당뇨병은 반대로 줄어드는 결과를 가져왔다. 노르웨이 정부도 과거의 경험을 감안해서 이와 같이 말했던 것인데, 『식량백서』가 영양의 균형을 언급하지 않을 수 없을 만큼 오늘날 선진국의 식생활 현황은 불균형하다는 것을 알 수 있으며, 영양문제위원회에서 많은 전문가들도 "영양 불균형은 정말 대처하기 어려운 문제"라고 하였다.

결핵과 같은 세균성질환에는 단백질을 비롯해 영양이 풍족한 게 바람직하다. 단백질은 세균에 대한 면역을 강화하는데, 그것은 면역의 열쇠를 쥔 항체가 단백질로 되어 있기 때문이다. 그러나 아이러니컬하게도 암세포는 단백질로 되어 있기 때문에 단백질이 많으면 암이 되기 쉽고 암세포에 원료를 공급해서 증식을 촉진한다고 생각하면 알기 쉽다.

또한 단백질이 체내에서 분해되면서 만들어지는 아민이라는 물질은 발암물질인 니트로사민의 원료가 되는데 이것은 위장 내에서 아질산염과 반응하여 만들어진다. 아질산염은 가공육이나 어육연제품 등에 식품첨가물인 발색제로 첨가되고 있다. 동물성단백질에 풍부한 아미노산인 트립토판은 그 대사에서 비타민B_6를 필요로 하는데, 만약 이 비타민이 부족하게 되면 크산투렌산이라는 중간대사 산물을 생성하게 된다. 이 물질은 인슐린을 분비하는 베타세포(췌장의 랑게르한스섬에 있는 세포)를 파괴하는 독작용을 한다.

그러므로 동물성단백질의 과잉섭취는 당뇨병을 유발하거나 당뇨병을 악화시킬 수 있는 것이다. 미국 조슬린연구소에서는 당뇨병 환자에게 1일 180mg의 비타민B_6를 투여한다고 한다(비타민B_6의 1일 최저필요량은 약 2mg이다).

'성인병의 연소화(年少化)'라는 무서운 사실

성인병이 중년의 수명신장에 커다란 장애요인이 되고 있음은 앞서 언급하였으나 지금은 성인병이라는 말 자체를 바꾸지 않으면 안 될 시대가 되었다. 왜냐하면 성인병에 걸리는 연령층이 점점 낮아져 10~20대에서도 증상이 나타나고 있기 때문이다.

"미국의 아이들은 6살에 벌써 동맥경화증이 시작된다"라고 홍콩의『사우스차이나모닝포스트』지가 미국의 심각한 상황을 해학적으로 비꼬았던 일이 있었다.

이것은 동물성식품을 배불리 먹고 TV 앞에서 몇 시간씩 앉아있는 미국의 어린이들을 말한 것인데, 동물성식품에는 콜레스테롤과 포화지방이 많아 심근경색이나 뇌졸중의 원인인 동맥경화증을 촉진시킨다. 그러므로『사우스차이나모닝포스트』지의 기사는 상당히 과장된 것이기는 하지만 전혀 터무니없는 말은 아니다.

한국전쟁 당시에도 미국 청년병사들의 혈관은 이미 동맥경화라는 노화현상이 일어나고 있었는데, 그 원인은 말할 것도 없이 동물성식품의 과잉섭취였던 것이다. 한국전쟁에서 전사한 병사들을 미군의무당국이 해부한 결과 20대 전사자(평균 22세)들 중의 45%는 벌써 동맥경화가 진행중에 있었고, 5%는 확실한 심장병의 징후를 보이고 있었는데 반해, 한국 병사들에게는 전혀 이러한 현상이 나타나지 않았다고 영양문제위원회의 보고서는 소개하고 있다.

캐나다 정부는 "캐나다에서 35세에 벌써 심장병으로 죽는데, 그 연령층 사망률의 5% 이상을 심장병이 차지하고 있다"고 말하고 있다.

성인병의 연소화 추세는 굉장히 빠른 속도로 진행되고 있다. 그래서 지금은 성인병이란 말이 적절하지 못하므로 만성병 또는 더 정확하게 말해서 만성퇴행성 질환이라고 해야 한다는 주장이 압도적이다.

가공식품은 비타민·미네랄 부족을 초래한다

영양문제위원회는 매우 놀라운 충격적인 자료를 미국 국립건강통계센터로부터 제출받았는데, 이 보고서에는 18~44세의 백인여성을 조사한 결과로서 "비타민·미네랄의 부족이 현저하다. 특히 칼슘, 철분, 비타민A, 비타민C의 부족이 현저한데, 칼슘은 56%, 철분은 92%, 비타민A는 65%, 비타민C는 49%나 부족되어 있었다"고 쓰어 있었다.

또 농무성은 임신부의 철분 부족이 영유아의 철분 부족을 일으키고 있다는 자료를 제출하였다. 철분 부족은 또 취학 전의 아이들에게 현저하여 철분 부족에서 오는 빈혈이 많고 동시에 비타민 A, C, B군도 부족하다고 지적하고 있다.

이것은 전형적으로 일찍 죽게 하는 자료들이며, 사람이 사는 일생 동안 사망률이 가장 높은 시기는 1~5세 사이의 영유아인데 앞서 말한 18~44세의 여성들은 이들 영유아의 어머니가 되는 셈이다.

철분이나 비타민 등을 저소득층에게 보급하려고 하는 것이 WIC, 즉 임산부영유아정책인데, 이것은 칼슘, 철분 등의 미네랄과 비타민 등의 영양보조식품을 공급하는 프로그램이다. 미국에서의 신생아 사망률이 줄어든 가장 큰 이유는 가난한 임산부에 대한 비타민·미네랄 등 영양보조식품의 공급정책에 따른 영양결핍의 해소였다. 이 WIC정책은 이제까지 최대의 효과를 올린 건강정책으로 평가되고 있다.

그러나 현재까지도 선진국 가운데서 가장 유아사망률이 높은 곳은 고도의 선진국으로서 부의 풍요를 자랑하는 미국인 것이다. 이것은 임산부들의 영양상태와 전혀 무관하다고 할 수 없으며, 1970년대에 와서 미국의 신생아사망 저하율은 7위에서 16위로 떨어졌다. 그렇다면 WIC정책을 부활하면 어떨까? 그러나 지금 상황으로서는 이것도 힘들게 되었다.

다시 영양문제위원회의 자료를 소개하면 "그때는 나 자신도 믿을 수 없었다"고 퍼시 의원의 회상적인 감상을 첨가한 기록으로서 미국 농무성이 1965년에 발표한 자료이다. "비타민A, B_6, B_{12}, C, 칼슘, 철 등 많은 영양소의 결핍이 광범한 가정에 퍼져 있다." 이러한 지적은 당시 풍요한 사회에서 한 걸음 더 나아가 위대한 사회계획에 맹진하고 있던 미국 국민들을 놀라게 했는데, 그것은 그들 스스로가 아무런 부족이 없다고 낙관하고 있었기 때문이었다.

　미국 농무성은 또 "60년대와 50년대를 비교해 볼 때 지금의 국민영양상태는 더욱 나빠지고 있으며, 이 10년 사이에 급속히 악화되었다. 그 원인은 합격점을 줄 수 있는 식사를 하는 사람이 10%나 줄었기 때문이다"라고 보고하고 있다. 이 10년 사이에 미국의 풍요는 더 전진하였고 그 반대방향으로 비타민·미네랄의 부족도 역시 전진했던 것이다. 이 상황은 영양문제위원회의 심의 시점에서도 크게 개선되지 않았을 뿐 아니라 오히려 더 악화되었기 때문에 영양문제위원회가 마침내 들고 일어선 것이다.

　영양문제위원회는 2년 간의 심의결과를 국민에게 제시한「식생활 지침」에서 이렇게 언급하고 있다. "비타민원과 미네랄원인 야채와 해조를 많이 먹어라. 그것도 가공도가 낮은 것을 먹어라. 빵도 가급적이면 통밀로 만든 것을 먹어라." 또 "설탕의 섭취량을 감소시켜라." 설탕은 탄수화물이지만, 화학약품과 같은 것으로 조당에 들어 있던 칼슘, 철, 아연, 셀레늄 등의 미네랄과 비타민B군 등 미량영양소가 거의 소실된 영양학적으로 빈약한 보잘것없는 식품이다. 설탕은 백미나 흰밀가루와 함께 정백가공식품의 대표적인 식품이다. 설탕에서 섭취되는 탄수화물의 양을 줄이게 되면 그만큼 곡류나 감자 등과 같은 탄수화물이면서 비타민이나 미네랄이 풍부한 음식물을 먹게 될 것이므로「미국인의 식생활 지침」은 이를 강조했던 것이다.

　쌀이나 밀은 정제하면 비타민이나 미네랄이 현저히 줄어든다.

〈도표 1〉 정백가공에 의한 자연식품의 영양손실률(%)

영양소 식품	회분	칼슘	철	마그네슘	크롬	아연	망간	셀레늄	구리	비타민B_6	비타민E
백 미	(54)	80	(64)	83	75	75	45	(86)	26	100	100
소맥분	75	60	76	85	40	78	86	16	68	72	(96)
백설탕	80	(98)	96	98	93	98	89	100	83	100	100

시판되는 보통 소맥분을 정제(72%)하면 인은 3분의 1, 칼슘은 2분의 1로 감소된다. 또 최근에 중요성을 알게 된 아연도 3분의 1로 줄어든다. 쌀과 밀이 점점 희어지고 통조림이나 인스턴트식품이 유행하고 범람하는 것은 오늘날 선진국에서 볼 수 있는 현상의 하나이다. 영양문제위원회에 의하면 미국인이 먹는 식품의 50%가 가정에 공급되기 전에 이미 가공되어 있다고 지적하고 있다.

참고로 정백가공에 의한 자연식품의 미량영양소의 손실률을 〈도표 1〉에서 보기로 하자.

사실 비타민, 미네랄은 식품의 가공 때문에만 부족하게 되는 것이 아니라, 원초적으로 자연에서 채취될 당시에 이미 부족한 상태에 있다는 사실을 중시할 필요가 있다.

대기오염물질인 아황산가스, 이산화질소 등은 대기층의 수분과 반응하여 아황산이나 아질산 등 강산이 되어 빗물에 녹아 토양에 스며든다. 소위 산성비가 바로 그것으로 서울지역에서 측정된 것이 pH5.5 정도라니, 이 정도면 콘크리트는 물론 토양의 표층에 들어 있는 유용한 미네랄은 용해되어 강으로 씻겨나가게 된다. 이렇게 되면 밭이나 논에서 재배되는 농작물은 충분한 미네랄 성분을 토양에서 얻을 수 없게 된다. 따라서 이것은 곧 식품의 영양을 열악하게 하는 중요한 원인이 되는 것이다.

특히 칼슘, 철, 아연, 크롬, 셀레늄 등 건강에 지대한 영향을 미치는 미네랄들은 원소이므로 식물체 내에서는 합성이 불가능하기 때문에 토양에서 부족되면 자연히 식품에서도 부족되는 것이다.

더욱 전문적인 문제까지 고려한다면, 식물체 내에서는 미량미네랄인 철, 아연, 크롬, 셀레늄, 니켈, 망간 등이 보효소가 됨으로써 생합성이 가능한 물질을 만드는데 이것들이 부족되면 생합성에 지장을 초래하여 식물 자체의 영양학적 가치를 떨어뜨릴 수도 있다.

미국인의 영양상태가 악화되었다는 미 농무성의 지적

영양문제위원회에서는 감자칩이 흥미 있는 예로써 화젯거리가 되었다. 감자는 옛부터 독일사람의 최대의 비타민C원이었는데, 현재 선진 각국의 감자소비량은 점차 감소하는 경향이다. 그러나 이보다 더 문제되는 것은 "감자가 아닌 감자"의 출현으로, 이것은 감자소비량이라는 단순한 농업통계에 나타난 수치와는 전혀 다른 의미의 현상이다. 영양문제위원회에서는 이 감자칩을 "감자가 아닌 감자"라 칭하고 있는데, 그 까닭은 감자는 전분질식품이지만, 감자칩은 지방질식품으로 전혀 다른 식품으로 변해 버렸기 때문이다.

구운 감자는 1%의 지방밖에 없지만 감자칩에는 40%나 있으며 가공과정에서 비타민C는 없어지고 만다. 식물성기름으로 칩을 만

들면 그 대신 비타민E가 섭취될 것이라고 생각하는 것은 그릇된 생각이다. 현대의 진보한 식물유 제조과정에서 비타민E는 완전히 사라지고 그 대신 합성항산화제인 BHA, BHT 등이 첨가되고 있다.

감자칩을 비롯한 일체의 튀김류 식품이 문제시되고 있는 것은 다음과 같은 이유 때문이다.

공업적으로 정제된 식용유는 그것이 순수한 식물성기름을 소재로 하였더라도 이미 비타민E, 레시틴, 셀레늄과 같은 좋은 영양성분은 거의 제거되어 있다. 특히 비타민E와 셀레늄은 식물유 속에 함유된 불포화지방산이 산화되어 맹독성의 과산화지질로 되는 것을 억제하는 항산화제로서 중요한 역할을 하는 것인데, 이것을 제거해 버리고 그 대신 합성항산화제인 BHA, BHT 등을 첨가하고 있는 것이다. 그런데 합성항산화제인 BHA, BHT는 튀김을 하는 가열과정에서 소실된다. 그러므로 그 이후에 튀기는 식품은 그 덕을 볼 수 없게 되는 것이다. 식물유에 함유된 불포화지방산은 항산화제의 보호 없이는 안전하지 못하여 시간이 경과함에 따라 과산화지질을 생성하게 되므로 오래된 기름으로 튀겼거나 튀긴 후 시간이 경과된 튀김류를 먹는 것은 독을 먹는 것과 흡사한 결과를 빚는다.

과산화지질은 단백질과 결합하여 리포푸스친이라는 물질로 변하는데, 이 물질은 노화물질로서 노인반점의 성분이다. 과산화지질은 독성 또한 엄청나서 체중 1kg당 17mcg이면 반수치사량이 된다. 반수치사량이라 함은 실험동물의 절반 이상을 죽일 수 있을 정도의 독성을 가지는 독물의 양을 말하는데, 이것은 체중(kg) 단위로 표시한다. 체중이 60kg인 사람의 경우 불과 1.02mg으로 죽을 가능성이 50% 이상이 된다는 말이다. 영양문제위원회도 이것을 현대적 양상의 한 예로 들고 있는데, 마찬가지 이유로 다른 식품도 거의가 '문명화'되어 비타민이나 미네랄이 부족한 식품으로 변해 버렸다는 것이다.

비타민, 미네랄의 부족은 일차적으로는 식품 속의 결핍으로 나타나지만, 이차적으로는 공해, 오염, 스트레스, 음주, 흡연 그리고 영양의 과잉섭취로도 나타나게 된다. 예를 들어 담배 1개피를 피우는 데 25mg의 비타민C가 파괴된다든지, 청량음료를 마시면 그만큼 비타민B_1의 부족을 초래한다는 등의 관계로 말미암아서이다.

현대적인 정제식물유로 감자를 '감자가 아닌 감자', 즉 감자칩으로 만드는 것은 결국 심장병과 암(결장암, 유방암 등)을 불어나게 한다고 말할 수 있다. 동물성지방을 많이 섭취하면 심장병이 되기 쉽기 때문에 식물성기름을 많이 섭취하라는 이론에 대해서도 줄기찬 반론이 제기되고 있다. 식물유의 과잉섭취 또한 암이 된다고 하는 것이 그 반론의 근거이다. 여기에 다시 재반론이 일어났으나 결국은 식물유가 암을 만드는 것이 아니라 현대적인 정제가공으로 비타민E가 없어진 식물유가 나쁘다는 것으로 결론이 맺어졌다. 또 비타민C가 있는 감자는 어느 정도 암이나 심장병의 예방에 도움이 된다는 것도 알려져 있다.

여기서 잠시 다소 전문적인 내용이지만 일상생활에서 건강을 지키는 데 중요한 지식이므로 꼭 언급하고 넘어가야 할 것이 있다. 지방의 지나친 섭취는, 동물성이건 식물성이건 간에 암을 유발할 가능성이 커진다는 사실이다.

첫째로는 지방을 섭취하면 신체는 이를 소화되기 쉽게 유화하기 위해서 담즙을 분비한다. 그런데 담즙 속에는 데옥시콜산이라는 담즙산이 들어 있다. 이것이 장내세균에 의해 분해되어 메틸콜란트렌이라는 발암물질을 생성하기 때문이다. 즉 지방의 섭취량이 많을수록 담즙의 분비량도 많아지고, 따라서 담즙산의 양도 늘어나 결국은 발암물질의 생성량도 커진다는 논리가 성립된다. 이것은 지방의 동물성, 식물성과는 관계가 없다.

둘째로 지방의 과다섭취는 뇌하수체에서 프로락틴이라고 하는 황체자극호르몬을 분비하도록 만드는데, 이것은 황체호르몬뿐만 아니라 유즙분비도 촉진시키는 작용을 하는데, 이렇게 되면 유방암을 일으키기 쉽다는 것이다. 결국 지방의 과다섭취는 결장암과 유방암을 일으키는 원인이 된다는 것이다.

혈액 중의 콜레스테롤치가 겨울철에는 높아지고 여름철에는 낮아진다는 것은 잘 알려져 있는 사실이다. 겨울에는 지방분을 많이 섭취하기 때문이기도 하지만 신선한 채소와 과일을 적게 먹게 되므로 비타민C가 부족된다. 비타민C에는 혈액 중의 콜레스테롤치를 떨어뜨리는 작용이 있다.

감자칩을 먹는다고 반드시 암이나 심장병에 걸린다는 뜻은 아니지만 그렇다고 함부로 무심히 넘기지는 말라는 뜻이다.

미국인의 영양상태가 악화되고 있다는 미국 농무성의 지적은 식품가공의 산업화로 인한 영양소의 손실 내지는 파괴를 말하는 것이며, 더욱이나 그릇된 영양지식에 따른 식생활의 잘못에 기인하는 것이다. 그러므로 우리들은 식품산업의 거대한 광고에 대하여 비판력을 키워야 하며 그 횡포로부터 자신과 가정을 지킬 수 있어야 한다. 그러기 위해서는 영양지식의 독점화로부터 건강을 스스로 지키는 데 필요한 지식을 해방시키는 건강자위운동을 벌여야만 한다.

일본은 1981년 영양문제위원회 보고서가 발췌, 번역되어 소책자로 출판된 후 반성하기 시작하고 일본 후생성이 적극성을 띠어 1983~88년의 6개년계획으로 각 가정의 식생활 개선을 지도하기 위한 지도자양성계획을 수립하여 매년 8만 명씩 도합 48만 명의 "건강레이디"를 양성하고 있다.

비타민·미네랄 결핍이 왜 이렇게 문제가 되어 있는가

1981년 1월 16일 『주간 포스트』지에 재미있는 기사가 실렸다. 그 기사에 의하면 근래 미국에서는 일반국민들이 갑자기 학술적 수준의 영양학에 관한 서적을 사서 읽고 있다는 것이다. 아주 잘 팔리는 책 가운데 『질병으로부터 건강을 지켜주는 영양』이 소개되고 있는데, 이 책은 미국생화학회 회장을 지낸 바 있는 로저 윌리엄스 박사의 저서로 '생명의 사슬'이란 이론이 특히 상세하게 설명되어 있다.

미국사회에서 이런 책들이 잘 팔리는 것은 영양문제위원회의 경고 등으로 풍요한 사회 속에서 풍요하지 못한 영양을 섭취하고 있다는 자각이 들었기 때문이다.

'생명의 사슬' 이론이란 대체로 이런 것이다. 즉 사람이 건강하게 살아갈 수 있으려면 일상적인 식사를 통해서 8가지 필수아미노산, 16가지 미네랄, 20가지 비타민 등 모두 44가지의 필수영양소를 공급받아야 하는데, 만약 불균형한 식사로 말미암아 이들 가운데서 단 1가지만이라도 필요수준 이하로 떨어지면 생명의 사슬이 망가지고, 나아가서 건강상태가 나빠지며 마침내 질병에 걸리게 된다는 것이다. 이 44가지 영양소들은 마치 진주목걸이와도 같아서 그 중 한 알만이라도 빠져버리면 산산이 흩어져버리고 마는 것이다. 또한 이 책에서는 많은 미국인이 비타민, 미네랄의 최저필요수준에도 미치지 못한다고 말하고 있다. 그러나 필수아미노산에 있어서만은 필요량보다 훨씬 많이 섭취하고 있는데 이 경우에 필수아미노산이란 동물성단백질을 의미하는 것으로, 이것은 적어도 문제지만 많아도 문젯거리가 된다. 그런데 미국인들은 이것을 과다하게 섭취하고 있는 것이다. 요컨대 오늘날의 미국은 과부족, 즉 영양의 불균형이 심한 가공식품사회이다. 따라서 현대의 선진국의 식생활을 풍요한 것으로만 생각하는 것은 옳지 못한 일이다. 왜냐하면 한쪽은 지나치고 다른 한쪽은 부족되는 불균형한 식생활이기 때문이다.

비타민이나 미네랄은 신체 내에 존재하는 약 300만 종류의 효소의 활동과 깊은 관계가 있다. 완전한 효소는 보통 단백질 부분과 활성기인 보효소 부분으로 구성되는데, 바로 이 활성기인 보효소 부분은 비타민이나 미네랄 그리고 유비퀴논 등으로 만들어진다.

지금까지 과학자들에 의해 밝혀진 효소의 종류는 약 2,400여 종으로 이들은 국제효소위원회에 등록되어 있는 숫자이다. 그러므로 대부분의 효소는 아직도 신비의 베일 속에 깊이 감추어져 있는 셈이다. 효소의 생명은 바로 보효소인 코엔자임에 있기 때문에 비타민, 미네랄이 각광을 받는 것이다.

'생명의 사슬'을 만드는 영양소는 곧 이들 효소를 만드는 재료로 쓰여지기도 한다. '생명의 사슬'은 어디까지나 가설이긴 하지만, 이 가설은 우리들의 식생활에 실제적으로 큰 도움이 됨을 알 수 있다. 미국의 슈퍼마켓이나 약국에 진열된 산더미와도 같은 영양보조식품을 보면, 미국 내의 비타민·미네랄 붐을 실감할 수 있다.

 어떤 구식 학자들 가운데는 비타민이나 미네랄을 영양보조식품의 형태로 섭취하는 것에 반대하는 사람들도 있다. 그들은 일상적인 식사만으로도 충분히 필요한 양을 얻을 수 있다고 주장하고, 더 나아가서는 과잉에 의한 부작용을 역설한다.

 그러나 영양문제위원회의 보고서에 따르면 비타민, 미네랄 등 제제를 뒤집어쓸 정도로 먹는다면 몰라도 실제의 식생활에 있어서 비타민, 미네랄의 과잉섭취는 문제가 되지 않으며 오히려 부족이 문제라는 것이다. 영양의 불균형 상황을 나타내는 많은 조사자료에서의 결론으로 영양문제위원회 보고서는 이렇게 언급하고 있다. "미량영양소(비타민·미네랄)의 부족은 조사대상자의 생활수준과는 전혀 무관하다." 즉 돈이 있고 없고에는 관계없이 많은 사람들이 비타민이나 미네랄 부족상태에 있다는 것이다.

 스웨덴 정부 발행의『식사와 운동』(1972)도 영양문제위원회의 자료에 수록되어 있는데, 그 가운데 "우리나라에선 지금 칼로리의 60%를 지방과 설탕으로 섭취하고 있으나 금세기 초에는 이 양자에서 칼로리의 30% 이하 정도를 섭취하였다. 지금의 상황은 미네랄이나 수용성비타민의 섭취량이 저하되어 있고, 오늘날의 식생활은 칼로리에 비해 중요한 기본영양소가 적다"라는 구절이 있다. 비타민은 A, D, E, K 등 일부를 제외하고는 대부분이 수용성비타민이므로 부족되기 쉽다. 스웨덴에 있어서도 마찬가지로 '생명의 사슬'에 필요한 8종의 필수아미노산은 지나치게 많이 섭취되고 있으나, 비타민과 미네랄은 부족되는 영양의 불균형이 존재하는 사회라고 말할 수 있겠다.

영양문제위원회가 말하는 것처럼 빈부에 관계없이 비타민이나 미네랄 부족이 만연되어 있다고 하면 WIC정책과 같은 시책을 할 수가 없다. 왜냐하면 저속득층만이 아닌 전국민을 대상으로 하는 것이어야 하기 때문이다. 그러므로 이대로 간다면 애써 줄여놓은 영유아사망률도 앞으로는 늘어날 것이 아닌가 걱정되기도 한다.

저혈당증과 가정 내 폭력과의 연관성

지금 선진국에서는 도대체 알 수 없는 새로운 종류의 병이 퍼지고 있다. 서구에서뿐 아니라 일본이나 한국에서도 차츰 그 유례를 볼 수 있는데, 일반인은 물론 의사들조차도 그 정체를 이해하지 못하고 있다. 영양문제위원회에서 문제가 된 저혈당증이 바로 그것이다. 이 병의 원인은 백미나 흰밀가루 그리고 백설탕과 같은 정백가공식품이 주된 원인으로 되어 있을 뿐 아니라 비타민이나 미네랄의 부족도 발병의 원인이 된 것 같다. 왜냐하면 흰밀가루나 설탕의 섭취를 끊고 비타민·미네랄 등 영양보조식품을 취하며, 한편으로 인스턴트식품을 금한 지 2~3개월이 지나면 자연히 낫기 때문이다.

이 병은 곧바로 죽음에 이르는 병은 아니지만 성인병시대에 있어서 큰 골칫거리인 당뇨병의 전구증상(前驅症狀)이므로 가볍게 보아 넘길 수 없는 것이고, 또한 몸과 마음에 여러 가지 기묘한 증상을 나타내는 것이 특징이다.

영양문제위원회에서 증언한 리드 여사(오하이오주 지방재판소 수석 보호감찰관) 자신의 기묘한 체험을 소개해 보자.

"1963년에 감찰관이 되었을 때 나 자신의 정신상태는 형편없이 불안정하였다. 공연히 우울하고 피로했었다. 때로는 공허감을 느꼈고 여기저기 의사를 찾아다니며 알아봤으나 대개의 의사들은 신경안정제를 주어 별로 효과가 없었다.

어느 날 나는 재판소 2층에 있는 내 방에서 계단을 따라 지하실로 내려갔다. 거기에서 또 엘리베이터로 9층으로 올라가서 판사와 이야기를 하고 있었는지, 어떻게 내가 9층까지 올라왔는지 그리고 판사에게 무슨 이야기를 하고 있는지 도무지 종잡을 수가 없었다."

리드 여사의 이런 상태는 자연식 식생활을 함으로써 벗어날 수 있었는데, 만약 식생활을 개선하지 않고 신경안정제를 계속 복용했더라면 아마 범죄자가 되었을지도 모른다고 진술하고 있다.

왜냐하면 그러한 경우가 비일비재했기 때문이다. 자기가 무슨 행동을 하고 있는지, 자기가 지껄이고 있는 말의 의미가 무엇인지 자기 자신도 모르는 것이 저혈당증 범죄자의 커다란 특징이라고 한다.

리드 여사는 지금 자신이 창시한 식생활 개선법과 필요한 경우에는 비타민·미네랄의 영양보조식품을 혼용하는 리드식 보호감찰법을 자기가 담당하는 범죄자에게 응용하여 대단한 효과를 올리고 있다. 그들은 이 방법을 적용받은 후에는 재범하는 일은 거의 없다고 한다. 리드식 보호감찰법은 현재 미국에서 100군데 이상의 법원에서 채용되고 있는데, 그 중에는 판결문에 "리드식 식사개선법에 따를 것"이라는 항목을 붙이는 판사도 많다고 한다. 이만큼 미국에는 저혈당증이 널리 퍼져 있는데, 어떤 통계에 의하면 전인구의 4분의 1이 저혈당증을 나타내고 있다고 한다.

미국 군대의 지원병 5,000명을 조사한 자료에서도 25%가 저혈당증이었다고 하며, 또한 영양문제위원회에서 증언한 미국 분자교정의학회 회장인 레저 박사에 의하면 병원에 다니면서 치료를 받는 정신분열증 환자 중 67%에서 저혈당증을 발견할 수 있었다고 한다. 미국에서는 정신병환자가 불어나고 있는데도 식생활 양식은 점점 저혈당증을 일으키기 쉬운 방향으로 변천해 가는 것도 유력한 원인으로 볼 수 있을 것이다.

저혈당증은 신체와 정신의 양면에 걸쳐 여러 가지 복잡한 증상을 일으키는데, 한 사람의 환자가 10가지 이상의 증상을 동시에 병발하는 경우가 허다하므로 그만큼 무슨 병인지 잘 알 수 없는 경우가 많으며, 또 새로운 병이어서 이 병이 어느 정도로 미국사람들을 죽음으로 몰아넣는가는 정확하게 알 수 없으나 기분이 우울해지고 자살지향적이 되며 돌발적으로 흉기를 휘두르게 되는 등의 경향을 나타내는 것이 확실하므로 자살자의 증가는 선진국의 암담한 특징의 하나가 되고 있다.

리드 여사가 영양문제위원회에 제출한 자료를 훑어보면, 그녀는 1975년에 정신의학자나 다른 의학전문가의 도움을 받아 자기가 취급한 106명의 범죄자를 소상히 조사했었는데 역시 저혈당증이 많은 것을 알았으며 그들의 식사는 주로 인스턴트식품, 육가공식품, 설탕이 많은 극히 미국적인 것임을 알았다. 또한 그녀는 정신이나 신체에 나타나는 증상에 대해 약 80개 항목의 목록을 만들었는데, 그 중요한 것을 적어보면 다음과 같다. 괄호 안은 106명 가운데 제각기 갖고 있는 증상을 나타낸 수이다. 이 목록을 보고 나도 해당되는구나, 하고 수긍을 하는 독자는 즉시 자연식요법을 강구할 필요가 있다.

기분에 관하여
- 마음이 공허할 때가 있다.(45)
- 머리가 자주 혼란스럽다.(29)
- 건망증이 심하다.(54)
- 집중력이 없어진다.(59)
- 열등감으로 괴롭다.(23)
- 감정을 통제하기 어렵다.(45)
- 쉽게 흥분한다.(41)
- 인내력이 없다.(54)
- 특정한 어떤 것에 특히 초조해진다.(65)
- 항상 긴장되어 있다.(45)
- 침착한 기분이 되지 않는다.(55)
- 자살하고 싶어진다.(14)

신체에 관해서
- 눈이 희미해지고 물건이 이중으로 보일 때가 있다.(32)

- 햇빛이 어지럽다.(38)
- 갑자기 일어나면 어지럽다.(37)
- 좋은 식사를 하고 나면 제일 기분이 좋다.(43)
- 잠이 잘 오지 않는다.(36)
- 식은땀을 흘리고 잠을 깰 때가 있다.(25)
- 곧잘 맹렬한 식욕을 느낀다.(51)
- 흥분하면 손에 땀이 밴다.(47)
- 이따금 심장의 고동이 빨라진다.(37)
- 근육이 굳어질 때가 가끔 있다.(47)

리드 여사는 106명 가운데 82%는 자기가 만든 증상 목록 중 15가지 이상의 증상을 가지고 있었다고 증언했으며, 자신이 만든 식사개선법을 적용하고부터 범죄자들은 한결같이 "인생이 이처럼 밝은 것인 줄 미처 몰랐다"고 말하게 되었다며 그 효과를 설명하였다.

또 집안에서의 폭력이나 아내에게 폭력을 휘두르는 남편 그리고 부모에게 폭력을 가하는 패륜아들은 대개의 경우 음식물(주로 백설탕과 인스턴트식품)에 원인이 있다는 사실도 확인되어 있다.

생각하는 것도 먹는 것도 한결같이 '미국화'되고 있는 세상이고 보면 우리들도 일찌감치 정신을 차릴 필요가 있을 것이다. 어린 학생들의 태도나 학습도 그저 유교적인 정신교육만으론 어렵게 되는 세상임을 특히 어머니들이 인식하여야 할 것이다.

비타민C가 암예방에 효과적인가

어윈 스톤의 저서「치유요인——질병에 대한 비타민C」(1972)에는 비타민C의 암예방 효과에 대한 초기의 연구보고가 발표되어 있다.

비타민C가 암의 예방과 치료, 양면에 효과가 있다는 사실에 관한 연구는 노벨상을 두 번이나 수상한 바 있는 미국의 저명한 생화학자 라이너스 폴링과 영국의 저명한 외과의사이며 라이너스 폴링 과학의학연구소의 의학주임연구원인 에반 카메론 박사에 의해 이루어졌다. 또한 이 분야에서 중요한 공헌을 한 일본의 의학자인 모리시게 후쿠미 박사도 빼놓을 수는 없을 것이다. 영양문제위원회의 보고서에도 나타나지 않았던 비타민C의 암에 대한 위력이 1986년에 출판된 라이너스 폴링 박사의『쾌적장수법』이란 저서에 수록되어 있다. 비타민C의 대량요법(1일량 10~40g, 또는 그 이상)에 관한 연구는 대단히 발전하여 지금은 말기암도 치유되는 예가 있을 정도에 이르렀다는 것이다.

우선 영양문제위원회 보고서에 나타나는 비타민C에 대한 내용을 소개하면 다음과 같다.

윈더 박사는 "비타민C 부족이 암의 증가요인으로 되어 있다고 봐도 무방한 나라가 적지 않다"고 했다.

미국건강재단에서의 연구에 의하면 비타민C는 위암의 근원이 되는 발암물질의 생성을 방지하는 작용을 한다. 그것은 단백질의 분해산물인 아민류와 가공육이나 어육연제품 등에 첨가되는 발색제인 아질산염(대개는 아질산나트륨이 쓰인다)이 결합하면 니트로사민이라는 강력한 발암물질이 생성되는데, 이 반응은 산성에서 용이하므로 주로 위에서 일어난다(위의 산도가 꼭 알맞기 때문이다). 비타민C는 이 아민과 아질산염의 결합을 억제하는 작용이 있어 니트로사민이라는 발암물질의 생성을 막아준다. 특히 일본사람처럼 생선을 즐기는 경우에는 비타민C의 섭취가 더욱 중요시되는데, 그것은 생선의 단백질에서 니트로사민이 다량 생성되지만, 비타민C에 의해 40분의 1로 줄어들었다는 연구보고가 있기 때문이다.

미국건강재단의 암연구자도 "생선을 즐기는 일본사람은 비타민C를 많이 섭취하는 게 바람직하다"고 하였다.

체코슬로바키아의 어느 고령자의료시설에서 82명(남녀 각 50~75세)을 대상으로 1년에 걸친 장기실험을 하였던바, 반수인원에게 비타민C를 하루 1g씩 투여하였더니 혈액 중의 콜레스테롤 수준이 낮아지고, 특히 콜레스테롤 수준이 높았던 사람일수록 현저하게 내려가 40% 가까이나 내려갔다. 비타민C는 콜레스테롤을 담즙산으로 바꾸는 작용을 촉진시키기 때문에 혈액 중의 콜레스테롤을 간장으로 보내 담즙산을 만들어 십이지장으로 내보내는 역할을 하는 것이다.

또 영국에서는 10년 전부터 심장병이나 동류의 입원환자에게 비타민C를 1일 1g씩 투여하는 병원이 있는데, 이 병원에는 협심증을 일으키는 환자가 다른 병원보다 훨씬 적다고 한다. 이것도 비타민C의 콜레스테롤 저하효과에 기인하는 것이다. 따라서 비타민C의 콜레스테롤을 낮추는 효과가 동맥경화증 일반에 도움이 되는 것은 당연한 일이다.

비타민C의 생리적 작용 및 약리적 작용은 이 정도에서 그치지 않는다. 여기서는 가급적 전문성을 피하려고 애쓰지만 적어도 다음과 같은 비타민C의 효과에 대해서는 언급하지 않고 지나칠 수 없다.

비타민C는 인터페론, 면역글로불린, 부신피질호르몬 등 바이러스나 세균의 침입에 대항하는 저항물질의 합성을 촉진시키는 작용이 있어서 암을 비롯하여 감기 바이러스, 간염 바이러스 등에 유효하다. 뿐만 아니라 비타민C는 바이러스의 아미노산 고리를 절단하는, 다시 말하자면 바이러스 자체를 파괴하는 위력도 있음이 최근에 밝혀졌다. 라이너스 폴링 박사는 감기 초기에 매 30분마다 1g씩의 비타민C를 10회 정도 먹으면 여러 날 고생할 감기를 하루 만에 이겨낼 수 있다고 한다.

비타민C는 콜라겐 합성을 촉진하여 암조직의 확장을 억제하고, 디스크(추간판헤르니아)나 퇴행변성관절증 등 골조직의 노화를 억제하는 데 유효하다. 비타민C는 비타민E와 협동하여 '치토크롬 P450'이란 효소를 만드는 데 기여한다. 이 효소는 PCB나 BHC, 중금속 등의 지용성물질을 수용성으로 바꾸어 신장으로부터 배설을 용이하게 하는 역할을 한다. 그러므로 결국 비타민C는 지용성 공해오염물질의 체외배설을 돕는 것이다.

또한 비타민C는 항산화작용과 유리기포착작용이 강력하여 맹독성의 과산화지질의 생성을 억제함과 동시에 과산화지질의 독성을 줄인다. 이러한 작용은 암을 비롯하여 심장병, 신장병, 뇌졸중, 동맥경화증 등 성인병 일반에 도움을 줄 수 있는 근거가 된다. 또 심지어는 무좀균에 대해서도 상당한 억제효과가 있다. 라이너스 폴링 박사에 의하면 비타민C는 지능수준을 높이는 데에도 커다란 역할을 한다는 것이다.

마그네슘은 심장병을 예방한다

마그네슘은 칼슘과 더불어 천연의 트랭퀼라이저(tranquilizer : 정신신경안정제)로 알려져 있다. 마그네슘은 지금까지 알려져 있는 것만으로도 체내에 있는 70여 종의 효소 작용과 관계되어 있으며, 심장병을 방지하고, 적어도 심장발작에서 목숨을 구하는 가능성을 높게 한다. 미국에서는 심장마비를 예방하는 마그네슘의 주사제제가 실용화되고 있다. 마그네슘의 심장병에의 활용은 본래 물의 연구에서 비롯된 것으로 일본의 물박사로 알려진 고바야시 교수의 연구에서 암시를 받은 미국, 캐나다, 영국의 학자들이 연구를 발전시킨 결과라고 하는데, 그 결론은 심장근육 운동의 열쇠는 칼슘·마그네슘·칼륨, 이 3가지 미네랄이 쥐고 있지만 그 중에서도 마그네슘이 특히 중요하다고 한다. 미네랄이 많이 함유된 물을 마시고 있는 지역에서는 심근경색으로 죽는 사람이 적은 것을 발견하여 이상과 같은 결론에 도달했다.

예를 들면 캐나다 토론토 주변의 80개 지역을 골라서 그 지역의 물의 경도와 심근경색 사망자의 상황을 조사하였더니 경도가 높은 지역일수록 심근경색 사망자는 적었으며, 심근경색으로 죽은 사람과 사고로 죽은 사람을 각각 1,000명씩을 해부하여 심장근육 속의 마그네슘 함유량을 측정하였더니 심근경색으로 죽은 사람의 몸에는 마그네슘의 양이 7~20% 정도 적다는 사실이 판명되었다.

연수지역의 물은 마그네슘 함유량이 적은데 이것이 문제를 일으키는 조건이 된다. 마그네슘이 심기능 향상과 혈압강하에 효과가 있다는 것은 워싱턴대학 연구팀의 임상실험에서도 밝혀지고 있다.

또 갑자기 심장이 멎는 것 같은 심한 부정맥(不整脈)인 경우에도 응급용 마그네슘 주사로 씻은 듯이 낫게 되는 즉효성이 있는데, 이 주사는 벌써 실용화되고 있는 것으로 영양물질에 주목한 새로운 의학(분자교정의학)의 성과의 일례이다.

마그네슘은 푸른 잎 야채와 해조류 그리고 천연소금 등에서 얻어지는데 지금의 식생활에서는 이들 마그네슘의 공급원이 식탁에서 멀어진 경향이 있다.

셀레늄은 암과 심장병을 예방한다

영양문제위원회에서는 셀레늄이라는 이제까지의 영양학에서 별로 문제로 삼지 않았던 미네랄에 암과 심장병을 예방하는 효과가 있다는 점에 주목하기 시작했다. 이것은 물론 역학조사에 의해 알게 된 사실인데 식수나 토양에 셀레늄이 많이 함유된 지역에서는 암의 발생률이 현저히 적었다. 즉 셀레늄 함량이 많은 사우스다코타주는 암으로 인한 사망자가 10만 명당 94명인데 비하여, 셀레늄의 함량이 적은 오하이오주는 188명이나 된다. 물론 셀레늄은 음식물에도 함유되어 있는데 맥주효모, 소맥배아, 마늘, 다시마, 참치 등에 특히 풍부하다. 그러나 정백가공한 식품군에는 거의 없다시

피하다.

　셀레늄은 불포화지방산의 산화를 방지하는데, 비타민E의 1,970배의 위력이 있다. 그러므로 과산화지질의 생성을 강력하게 막아준다. 뿐만 아니라 과산화지질이 단백질과 결합하여 만들어낸 리포푸스친이라는 노화물질을 분해하는 능력도 있다. 한마디로 말해서 노화방지의 챔피언인 셈이다. 리포푸스친의 분해에는 글루타치온퍼옥시다제라는 효소가 관여하는데 이 효소의 분자에는 셀레늄 원자가 4개 들어 있다. 그래서 셀레늄은 노화를 역전시키는 데 있어 비타민E와 쌍벽을 이룬다는 것이다.

　셀레늄은 수은이나 카드뮴과 같은 중금속을 무독한 형태로 변화시켜 체외로 배설시키는 능력도 발휘한다. 납의 배설에도 가능성이 있는 것으로 예견되고 있다. 셀레늄의 면역력을 향상시키며 생식기능을 증가시킨다. 또 심기능도 좋게 한다.

　미국의 저명한 영양학자인 패스워터 박사는 그의 저서 『암의 영양요법』에서 다음과 같이 말하고 있다. "……오늘날과 같이 날마다 발암물질을 접촉하고 있는 때에 50~100mcg의 셀레늄 보충제를 먹지 않는다는 것은 자살하려는 것과 같다. 특히 셀레늄이 적은 식사를 하는 사람들은 암과 심장병을 막기 위해 셀레늄을 섭취하는 것이 특히 중요하다. 슈라우저 박사가 '미국의 모든 부인들이 오늘부터 셀레늄을 복용하면 수년 내로 유방암의 발생이 감소될 것이다'고 한 말에 대하여, 나는 전적으로 동의하는 바이다. 그리고 한 걸음 더 나아가서 '모든 암이 감소될 것'이라고 주장한다."

　미네랄이나 비타민이 건강에 미치는 영향을 구체적으로 설명하자면 한이 없다. 지금 소개한 것은 불과 1만분의 1에도 미치지 못할 것이다.

식품첨가물은 필요악인가

구미선진국의 반건강인 상황은 건강불확실성시대를 방불케 한다. 그러나 그 이면을 살펴보면 지극히 단순한 원인이 도사리고 있음을 알 수 있다.

맥거번 위원장은 2년 간의 심의를 총괄해서 "그것은 20세기 초경부터 시작된 식생활의 변화에서 온 아주 단순한 원인임을 알았다"고 국민들을 향해 역설하면서 또 "그 이유는 단순하지만 야기된 양상은 어처구니없이 복잡하다"고 말했다. 그것은 당구공처럼 연쇄반응을 일으키는데 그 맨 처음의 공은 식사내용의 변화라는 공이다.

영양문제위원회의 토론에서 식품첨가물이 단명과 직접적인 연관이 있는가 없는가라는 문제를 논의하던 중에 전혀 새로운 문제가 하나 생겼는데, 그것은 행동독리학이라고 하는, 70년대에 새로 탄생한 신학문이었다. 술을 마시면 사람의 행동은 달라지므로 술도 행동독리학의 연구대상인데, 이와 같은 것을 연구하는 학문이 바로 행동독리학이다.

영양문제위원회에서 웨이스 박사 등은 미나마타병을 예로 들면서 식품첨가물 등 화학물질의 행동독리학성을 문제로 삼았다. 미나마타병은 수은중독으로 신경에 이상이 일어나고, 따라서 행동이 이상해지는 중금속성중독이다. 이 외에서 카드뮴, 납, 알루미늄, 비소 등 몇 가지 미네랄중독의 예도 있으며, 이와 같은 병은 행동이 이상해지는 것이 특징이다.

또 간질환자가 자동증발작을 일으킬 때에도 역시 행동이 이상해져 환자는 아무런 뜻 없이 행동하고 마치 자기 마음을 다른 곳에 둔 것같이 된다.

이와 같은 것은 모두 행동에 문제가 생기는 예로서, 몸 속에 들어간 중금속이나 화학물질, 약품, 음식물 등을 문제시하는 것이 바로 행동독리학이며, 이런 관점에서 보면 식품첨가물 등은 모두 행동에 문제를 일으키는 행동독리학상의 물질들이라고 할 수 있다. 정도는 가볍지만 식품첨가물은 새로운 형태의 수은이나 납이라는 뜻이다.

여기서 한 가지 짚고 넘어가야 할 식품첨가물이 있어 간단히 설명해야겠다.

우선 대부분의 식품첨가물이 나트륨염이라는 사실이다. 알기 쉬운 예로 조미료성분을 보자. 글루탐산나트륨, 구아닐산나트륨, 이노신산나트륨 등으로 되어 있다.

미국사람은 1일 평균 8g의 소금을 섭취하는 데도 아우성들이다. 그래서 3g으로 줄이려는 목표를 가지고 있다. 일본사람들은 12g 정도 섭취하고 있는데 이것을 8g으로 줄이는 운동을 벌이고 있다. 우리나라의 사정은 어떤가. 20~25g은 되리라고 보고 있다. 그런데 문제는 그것뿐만이 아니라는 데 있다. 식품첨가물로 인해 섭취되는 '나트륨' 때문이다. 소금의 지나친 섭취가 해롭다는 것은 바로 소금 중의 '나트륨' 성분 때문이다.

다음으로 식품첨가물에 대하여 그냥 지나칠 수 없는 게 '아질산염'이다. 소시지, 햄, 베이컨, 런천미트 등 육가공품과 어육연제품 등에는 붉은 고기색깔을 유지하기 위해 '아질산나트륨'과 같은 발색제를 첨가하는데, 이것이 단백분해산물인 아민류와 반응하여 니트로사민이라는 발암물질을 생성한다는 사실을 이미 앞서 설명한 바 있다.

식품첨가물이 신체에 미치는 악영향을 논하려면 여기서는 지면과 시간의 제약 때문에 불가능할 정도이다.

등교거부증이란 식품첨가물의 희생자

영양문제위원회는 식생활 개선에 있어선 미국보다 앞서 있는 캐나다의 어느 지방 초등학교를 예로 들었다. 이곳 초등학교에서는 아이들에게 첨가물, 인공착색제, 보존제 등이 들어 있는 가공식품을 먹지 못하게 하였더니 갑자기 아이들이 침착해지고 과운동성 경향이나 집중력의 결여 등이 개선되고 학습의욕도 향상되었다고 한다. 캐나다에서는 학습불능 아동 등 정신면에 문제가 있는 아이들이 5~10%나 된다고 한다.

영양문제위원회에서 증언한 브라운 박사는 자기가 취급한 많은 예를 들면서 첨가물의 해독을 강조했다. 그는 소위 문제아를 전문적으로 교육하는 학교인 '마음의 성장'이라는 시설을 캘리포니아에 개설, 운영하고 있는데 그가 취급한 문제아란 등교거부, 학습불능의 반항적인 아이들로서 신체적 결함이나 지능발달이 늦은 장애아가 아니라 모든 면에 있어서 정상아지만 위에 말한 문제만을 가진 아이들이었다.

그는 처음에 6명을 가르쳤을 때를 회상하면서 "6명이 아닌 600명이 한 교실에 있는 것 같았다"고 표현하고 있다. 그들은 모두 과운동증을 나타내는 등교거부아들이었다. 그는 지금 샌프란시스코 지역에서 3개의 직영학교를 운영하고 있으며 같은 지역의 초·중학교에도 여러 가지 조언을 해주고 있다.

그는 1975년부터 시작한 식생활 개선지도를 하던 도중 첨가물이 엄청나게 해롭다는 사실을 알았다고 한다. 왜냐하면 문제아들에게 첨가물 등 화학물질이 들어 있지 않은 음식물을 먹게 하는 등 약간의 식사 개선으로 몇 주일 사이에 믿기 어려울 정도로 증상이 개선되었기 때문이다. 일반적으로 문제아라고 하면 가정환경이나 심리적 측면에서만 고려해 왔었는데 그는 이들을 "식품첨가물의 희생자"라고 했다.

페인골드 박사는 과운동증 아동의 40%는 케미컬(첨가물 등 화학물질)이 직접적인 원인이라고 강조하였는데 이것은 비둘기, 고양이, 쥐들을 대상으로 한 동물실험에서도 입증되었다. 그에 의하면 "케미컬 문제는 소위 알레르기와는 별개로서 아이들은 어른들이 감당할 수 있는 양의 케미컬에도 견딜 수 없기 때문에 그것이 원인이 되고 있다"고 한다. 종래의 알레르기가 아닌 신형알레르기인 것이다.

영양문제위원회에는 첨가물 추방운동을 하고 있는 시민단체 대표 등도 출석해서 증언했는데, 맥거번 위원장은 다음과 같은 감상을 토로했다. "지난 날 우리들은 아이들의 정신발달과 음식과의 관계를 영양부족문제에만 초점을 맞춰 대처해 왔고 그에 대한 정책을 세웠으나 지금은 문제의 성질이 변했다. 그런데 얼마만큼의 케미컬이 음식물에 섞여 우리 몸 속에 들어가고 있는지 FDA(미국 식품의약국)조차도 파악하지 못하고 있으니……."

이것은 실로 중대한 의미를 가진 발언이었다. 이 문제에 대해 페인골드 박사 등은 "첨가물을 허가하는 데 있어서 여태까지는 조직적인 변화만을 문제삼았었다. 이것은 식품행정상 중대한 착오였다"고 말했다. 이것은 식품첨가물의 허가에 있어서 실험동물의 신체에 조직적인 변화(그 전형적인 예는 기형아)만 생기지 않으면 무방하다는 어수룩한 기준이었으며, 눈에 보이는 질병만 안 생기면 좋다는 식이었다. 때문에 행동독리학의 관점에서도 첨가물이 문제시된 적은 없었고, FDA도 나라 안에 떠돌고 있는 첨가물의 총량을 파악하지 못하고 있는 실정이었다. 이것은 중대한 문제로서 페인골드 박사 등은 "가공식품에 첨가물을 넣는 일을 중지하고 손수 만든 자연식품으로 바꾸면 아이들은 전혀 다른 성격의 아이로 변한다"라고 주장한다.

여기서 당연히 첨가물이 얼마나 해로운가 하는 것을 추정할 수 있다. 영양문제위원회는 이상과 같은 사실을 감안하여 극히 자연주의적인 태도를 표명했는데, 그 태도는 비유적으로 말하면 "비타민 강화쌀은 쌀이 아니다"라는 식의 입장으로, 쌀을 희게 정미하면 비타민이 없어지지만 이 없어진 비타민을 강화하면 만사 OK라고 여기는 것이다.

이것을 과학적인 사고라고 생각할지도 모르겠지만, 과학적이란 자기가 알고 있는 일만을 문제로 삼기 때문에 단순히 과학적인 것만으로는 알 수 없는 경우가 많다. 때문에 과학적이란 작은 자로는 보다 큰 가치를 측정하기 힘들다. 쌀을 희게 정미함으로 해서 잃게 되는 것은 비단 비타민뿐만 아니라 셀레늄, 마그네슘, 기타 아직 미처 모르고 있는 것들도 잃어버리게 되므로 비타민만을 강화한다 하여도 별다른 효과가 없다. 그러니 결국 비타민 강화쌀은 쌀이 아니다라는 말이 된다.

영양문제위원회 퍼시 의원은 동료들에게 "나는 60종류의 곡류를 먹고 있으나 지난 10년 사이 체중에 변화가 없습니다. 나를 본받으시오"라는 말을 했다. 그는 전부터 파키스탄의 푼자지방 등 세계적인 장수지역을 순방·조사하면서, 장수촌은 어느 곳을 막론하고 여러 가지 곡류를 먹고 있음을 알았고, "곡류의 종류를 다양하게 먹자"는 것을 하나의 건강철학이라 믿었고 실제로 실천해 왔다. 이런 면에서 볼 때 선진국의 식사는 보잘것없는 것임을 알 수 있다.

슈퍼마켓에 가면 눈이 휘둥그래질 정도로 많은 식품들이 진열되어 있다. 이것을 보면 우리는 먹을 것이 풍부하다고 착각하기 쉽다. 그러나 그것은 상품으로서의 종류가 풍부하다는 것일 뿐 건강문제에 있어서 풍부하다는 뜻은 결코 아니다.

건강문제에 있어서 풍부하다는 것은 원료의 종류가 풍부하고 또 그것이 자연적인 것이어야 된다는 말로서, 상품의 종류가 많더라도 밀가루 하나만으로 가공하여 만든 과자나 국수 따위라면 그 원료는 밀가루라는 종류 하나뿐인 것이다.

밀농사를 할 수 없었던 북유럽 제국은 나맥, 귀리 등 많은 곡류를 먹고 있을 때는 건강했지만 지금은 소맥분 한 가지만의 식사가 주류를 이루고 있다. 이것이 북유럽 제국을 건강하지 않게 만드는 커다란 원인이었다고 영양문제위원회는 지적하였고 또한 영양문제위원회에 출석한 전문가들도 그렇게 증언하였다.

제 2 장 지금 서양의학은 뿌리째 흔들리고 있다

성인병은 약이나 수술로는 낫지 않는다

미국의 저명한 의학평론가인 프레데릭 박사는 "영양요법이 구하는 환자를 약을 쓰고 수술을 하는 의학은 죽어버리고 만다"라고 하였다.

미국 뉴욕내과외과대학 교수인 알론조 클라크 박사는 "우리들이 쓰는 치료약은 모두가 독이며 따라서 한 번 먹을 때마다 환자의 활력을 떨어뜨린다. 병을 낫게 하려는 의사들의 열성이 도리어 심한 해를 입히고 있는 것이다. 자연에 맡기면 저절로 회복될 것으로 믿어지는 많은 사람들을 서둘러 묘지로 보내고 있다"라고 분개하고 있다.

현대의학을 배우고 신봉해 왔던 의학자들의 입을 통해 이러한 폭탄선언을 듣는 것은 그 진위는 차치하고라도 우선 기분이 유쾌하지 못하다.

런던 성마리아 병원의 패트릭 피에트로니 박사는 현대의학의 암 치료법에 관해 "의사들의 암치료법은 마치 유리창에 앉은 파리를 쇠망치로 때려잡는 것과 마찬가지다. 파리를 잡는 일에는 성공할지 모르지만 유리창은 어떻게 되겠는가"라고 비유를 들어 설명하면서 자연의 섭리에 따를 것을 강조하였다.

영양문제위원회가 가장 문제시했던 것은, 왜 의료비가 다른 분야보다 특출나게 증가일로에 있는가 하는 문제도 문제려니와, 그 이상으로 이와 같은 거액의 의료비를 들여도 국민의 건강이 조금도 나아지지 않고 있다는 점이었다.

의료비를 증액해서 그만큼 국민건강이 향상된다면 납득이 가겠지만, 아무리 투자하고 또 투자해도 아무런 효과가 없을 때에는 누구든지 생각을 달리하게 마련이다. 영양문제위원회의 활동은 무엇인가 보다 근원적인 잘못이 있을 거라는 점에 주목하여 본격적으로 원인 규명에 나섰다.

영양문제위원회에서 쿠퍼 박사는 "지금 문제가 되는 성인병은 현대의학으로는 직접적으로 손을 쓸 방법이 없는 것들뿐이다. 현대의학은 세균성질환에는 강력하게 대처하고 있지만 성인병에는 속수무책이다. 여기에 성인병과 세균성질환의 상이한 문제점이 있다"라고 말했다.

세균성질환은 세균만 퇴치하면 되지만 성인병은 대부분 우리의 몸 자체가 변질되어 일어나는 병이다. 암종양은 물론 원수 같은 것이지만 일면 생각해 보면 그것도 우리 몸의 한 부분인 것이다. 동맥경화도 혈관내벽에 콜레스테롤 등이 침적하여 일어나는 것이므로 그 물질들을 청소하듯 깨끗이 쓸어낼 수는 없다. 그것들은 세균과는 달리 우리들의 몸과 완전히 다른 별개의 외물이 아니기 때문이다. 당뇨병 역시 난제로 되어 있는 성인병이지만, 또한 대사질환으로서 몸의 영양상태의 부조화에서 일어나는 것인 만큼 이러한 부조화는 세균을 대처하는 방법으로는 처리할 수 없다. 우리의 몸 자체를 세균처럼 죽여버릴 수는 없기 때문이다.

심장발작을 일으키는 사람의 심장을 근본적으로 고치는 것은 고도로 진보된 현대의술로도 불가능한 일이며 다만 일정기간 수명을 늘리는 데 그칠 따름이다.

퍼시 의원은 "푼자지방 등 장수촌에는 암이나 심장병이 없다. 또 오늘날 미국에 흔한 질병들도 없다"고 말했다. 퍼시 의원은 그 원인을 그들이 먹는 음식물과 미국인이 먹는 음식물과의 차이에서 발견하였고, 그 자신도 오래 전부터 식생활을 바꾸었으며, 또한 그 것을 동료의원들에게 자랑하고 있다. "10년 전부터 식생활을 바꾸었더니 몸도 항상 상쾌하고 체중도 10년 전과 같다. ……우리나라의 의료조직은 죽음을 막는 것에만 역점을 두어온 반면 건강을 유지하고 증진시키는 일은 등한히 해왔는데 이것은 매우 잘못된 것이다"라고 일갈하였다.

이것은 미국의 의료조직뿐만 아니라 현대의학 그 자체의 모순인 것이다. 암에 대해서 항암제나 방사선으로 목숨을 연장시키려 한다든지, 당뇨병 환자에게는 인슐린주사를 주어 근근히 생명을 이어가게 한다든지, 심장병에는 때로 심장이식이라는 곡예를 부린다든지 하는 바로 이런 것들이 죽음을 막는 데만 중점을 둔 낡은 의학이었다는 것이다.

전문가들은 왜 현대의학으로는 성인병을 고칠 수 없다고 하는가

영양문제위원회에 출석한 많은 전문가들은 "현대의학으로는 성인병을 고칠 수 없다. 즉 약이나 수술과 같은 방법으로는 어떻게 할 수가 없다"고들 한다.

폐암에 걸리면 고칠 수는 없으나 담배를 피우지 않으면 어느 정도 방지할 수는 있다. 영양문제위원회의 추계에 따르면 전 미국인들이 담배를 끊으면 1년 후에는 폐암으로 인한 사망자 수가 8만 명쯤은 감소될 거라고 한다.

여기서 현대의학의 신봉자가 어떻게 암대책을 평가하는가 보기로 하자. 미국 필라델피아의 감리교병원 원장인 안토니 사틸라로 박사는 골암, 고환암, 전립선암이라는 진단을 받고 사경을 헤매다가 우연히 자연식요법을 알게 되어 3년 여를 투병한 결과 완치된 의학자이다.

그는 완치 후 투병기『되찾은 생명』에서 다음과 같이 말하고 있다.

"과학은 수술요법, 약물요법, 방사선요법, 코발트요법 등으로 일부 암환자의 평균예상수명을 간신히 연장시켜 놓았다. 암을 앓아 본 사람으로서 말하건대, 생명이 조금 연장되었다는 것은 전혀 자랑할 만한 것이 못 된다. 어느 한 사람의 환자가 암을 이기고 살아남을 가능성은 1950년대와 조금도 다를 바 없다. 여전히 3분의 1의 확률뿐이다."

푼자지방 사람들은 심장병이나 암에 걸리는 일이 없다. 그것은 좋은 식사에 의해 자연적으로 예방되어 왔기 때문이다.

그럼 어떤 식사가 심장병이나 암을 방지하는가? 이 방면에 관한 연구를 현대의학은 소홀히 해왔다. 퍼시 의원이 "죽음을 막는 것에만 열중하여 건강의 유지나 증진에 대한 연구는 등한시해 왔다"고 말한 것은 이런 의미에서였다. 그래서 성인병은 오늘날의 의학으로는 어쩔 수 없는 과제인데도, 이러한 현실을 직시하지 못하는 의사나 일반사람들은 진실을 깨닫지 못한 채 지금에 이르렀다. 그렇기 때문에 세균성질환에 만능인 것처럼 보였던 현대의학은 성인병에도 시간만 문제지 결과는 좋을 것이라고 착각해 왔던 것이다.

성인병은 파키스탄의 푼자지방과 같은 훌륭한 식생활에 의해 예방할 수밖에 없는 병이고, 또 그와 같은 자연식을 하면 확실히 예방될 수 있는 병이다. 그러나 일단 발병하면 지금의 의학기술로는 도저히 고쳐지지 않는 병인데도 이런 사실을 의사나 환자나 도외시하고 있기 때문에 "의료비는 불어나도 건강수준은 떨어지는 구렁텅이"로 들어가게 된 것이다. 환자나 의사가 다 같이 모르기 때문에 곤란을 겪는 가장 전형적인 병은 저혈당증이다. 이 병의 증상은 다른 병으로 착각하기 쉽기 때문에 의사는 전혀 엉뚱한 처방을 하게 된다. 병의 근원이 음식물의 섭취에 있기 때문에 식생활의 개선 없이는 무슨 수를 써도 낫지 않으며 계속해서 투약량만 불어나서 증상을 악화시키고 의료비만 늘어난다.

쿠퍼 박사는 영양문제위원회에서 "내년부터는 영양연구예산이나 국민영양교육예산을 세우고 의사의 재교육도 해야 한다"고 말했다. 영양문제위원회에서의 각 분야 권위자들의 증언을 종합해 보면 다음과 같다.

- 식생활 개선만으로 미국의 심장병을 30% 정도 줄일 수 있다.
- 지나친 알코올을 삼가면 식도암을 반으로 줄일 수 있다.
- 섬유질의 섭취가 많으면 첫째, 당뇨병을 고칠 수 있다. 둘째, 심장병이나 암도 줄일 수 있다.
- 식생활 개선으로 고혈압이나 콜레스테롤치를 간단하게 내린다.
- 식생활 개선으로 심장병 발작을 일으킨 사람도 훨씬 오래 살 수 있고 건강한 생활을 즐길 수 있다.

1974년 2월 오타와에서는 캐나다전주연락회의가 열렸는데, 여기서 라론데 보건성 장관은 다음과 같은 의미심장한 연설을 하였다.

"지금까지 우리나라의 정책은 의사와 병원을 늘리고 거기에 큰 예산을 투입하였다. 그러나 이것은 잘못된 것이었다. 앞으로는 국민 한 사람 한 사람에게 식생활 개선에 의한 예방을 호소하고 그것을 추진하는 방향으로 정책을 전환하지 않으면 안 된다."

이와 같은 인식 아래 유럽 여러 나라와 영국도 지금 식생활 개선운동을 추진하고 있다. 케네디 상원의원은 캐나다 정부가 발행하여 매달 직장이나 가정에 배달해 주는 「심장병을 예방하는 식사」라는 소책자를 소개하면서 "미국도 이런 방법을 취해야 한다"라고 했다.

의사가 건강을 지켜주는 시대는 끝났다. 이제 건강은 자기 스스로가 지켜야 하는 시대가 왔다라는 것이 이 나라의 인식이다. 성인병에 걸리면 의사는 손을 들지 모르지만 식생활 개선으로 얼마든지 예방할 수 있기 때문에 예방은 제각기 일상의 식생활에 의존하는 수밖에 없다.

영양문제위원회의 돌 의원은 "누구나가 일상적인 식사에서 실제로 실천할 수 있는 성인병 예방의 지침을 세우는 것이 이 위원회의 목적이다"라고 말했다.

암의 90%는 식사나 화학물질이 원인이다

영양문제위원회의 심의도 성인병에 대해 최대의 초점을 두었으며, 영양문제위원회 보고서의 대부분이「죽음을 초래하는 질병과 식생활과의 관계」라는 제목으로 되어 있다. 그러면 성인병은 어떤 원인에서 발생하는가? 이것을 말하기 전에 일반적으로 체질이라고 생각되어 왔던 것의 정체를 살펴보기로 하자.

언제나 건강하고 질병을 모르는 사람이 있는가 하면 항상 질병에 시달리고 있는 사람도 있다. 이런 경우 우리들은 체질의 차이라고 말한다. "저 사람은 약한 체질이기 때문에 병골이다"라고들 한다. 그러나 이것은 틀린 생각이다. 영양문제위원회에 출석한 각 분야의 권위자들은 한결같이 똑같은 증언을 하였다. 예를 들어 윈더 박사는 "암의 90%는 식사와 몸 속에 들어가는 화학물질이 원인이다"라고 말했으며, 또 어떤 권위자는 "인간은 음식물로 만들어진다. 즉 음식물이 인간을 만들고 있다"는 속담을 인용해서 그것에 현대적인 조명을 가함으로써 그 의미를 강조하였다. 따라서 이들 권위자들의 주장은 결국 성인병이란 식사가 원인인 식원병이라는 것이다.

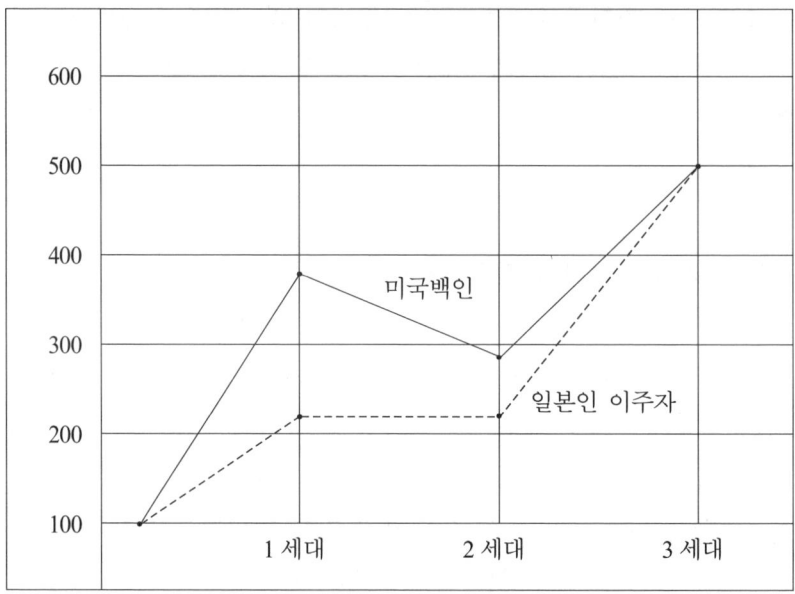

〈도표 2〉 일본인 이주자의 암(결장암)의 변화

　암도 음식물이 주된 원인이라고 한다면 이것도 역시 식원병이다. 영양문제위원회가 수집한 자료 가운데는 미국에 이민해 온 일본사람을 비롯해서 유태인, 이태리인의 질병의 추이를 추적한 이민조사도 많으며, 또 북극권의 에스키모인과 노르웨이에 이주한 에스키모인들의 질병을 비교한 자료도 있는데, 이런 모든 자료로 보건대 성인병은 근본적으로 식원병이라고 결론지을 수 있다.

　미국인과 일본인 이주자의 결장암에 대한 미국 국립암연구소의 조사결과를 〈도표 2〉에서 보면, 이주시를 기점으로 잡아 결장암은 세대가 지나갈수록 늘어나며 3세대에선 미국인과 동일한 높은 율이 되었음을 알 수 있다.

　미국 국립암연구소는 "이주자나 그 가족은 고국의 식생활습관을

〈도표 3〉 미국인과 유태인 이주자의 암의 추이

	미국인	유태인 이주자	
		1세대	2, 3세대
식 도 암	1.0	0.4	0.7
위 암	1.0	1.2	1.0
결 장 암	1.0	1.5	1.5
간 장 암	1.0	1.2	0.9
유 방 암	1.0	2.0	1.2
전 립 선 암	1.0	0.7	0.6
방 광 암	1.0	0.7	0.9
신 장 암	1.0	1.8	1.7
백 혈 병	1.0	2.1	1.2

뉴욕시 기준(미국인을 1로 보았을 때)

전통적으로 답습해 왔기 때문에 금세 고쳐지지는 않는다. 그러나 차츰 미국화되면서 질병의 유형도 미국화되어 간다"고 말하고 있다. 더욱이 이것은 지난 수십 년 사이의 자료에 의거한 통계이지만, 변화나 동화의 속도가 빠른 현대에는 다분히 더 빠르게 질병의 동화가 일어날 것임에 틀림없다.

위암에 관한 경향은 폴란드인 이주자에 있어서도 같고, 다른 암에 있어서도 미국에로의 이주로 질병이 미국화되는 것은 같다고 말하고 있다. 즉 고국에서 많았던 종류의 질병은 미국에로의 이주로 말미암아 줄어든 반면 고국에는 적었던 병이라도 미국에 많이 번지고 있는 종류의 병이 이주자에게 발생하고 있다는 것이다.

〈도표 3〉은 유태인 이주자 제1세대, 제2세대와 미국인의 암을 비교한 것이다. 미국인을 1로 하면, 식도암은 1세대에서는 0.4라는

낮은 수준인데 비해 2세대가 되면 0.7로 미국인에 가까워진다. 유방암은 1세대에서는 미국인의 2배인데, 2세대가 되자 이것도 1.2로 미국인에 가까워졌다. 위암도 마찬가지로 1세대의 1.2가 2세대에서는 1.0으로 미국인을 닮아가고 있음을 알 수 있다.

각 민족의 식생활과 성인병과의 관계도 철저하게 조사하였다

이와 같은 조사연구에서 알 수 있듯이 같은 내용의 식생활을 하고 있으면 질병의 유형도 식사내용에 따라 비슷해지고 있음을 보았다. 물론 이것은 이민족간에도 또한 지리적으로 동떨어진 곳에서도 일어나는 현상이다. 그러므로 굳이 이민을 하지 않더라도 동일지역에서 구미화된 식생활 방식을 견지하면 자연히 질병도 구미화된다는 것이다. 요는 무엇을 먹느냐에 달려 있는 것이다.

옛날에는 일본에는 위암이 많았고 구미에는 결장암이 많았다. 이것을 민족적 체질의 차이라고들 말했으나, 체질이란 어휘상의 존재일 뿐 실체가 없는 개념이라는 것은 이주자들의 질병조사에 잘 나타나 있다. 결국 '체질'이란 식생활이 만들어내는 것이었다.

노르웨이에 이주한 에스키모인에 대한 조사결과가 식생활의 영향을 단적으로 나타내는 흥미로운 예가 되겠으므로 여기에 소개한다.

에스키모인은 고기를 많이 먹는 민족인데 노르웨이에 이주하고부터 심장병이 갑자기 불어났다. 그리 크게 식생활을 바꾼 것도 아니었기 때문에 이상해서 조사해 본 결과 이주한 에스키모인은 대구의 내장을 먹지 않았는데 반해 에스키모 원주민은 옛날과 같이 내장을 먹고 있었다는 차이를 알게 되었다. 조사결과 더욱 놀란 것은 대구 내장의 기름에는 콜레스테롤을 저하시키는 강력한 효과가 있는 물질이 들어 있어 에스키모 원주민들은 이것을 먹기 때문에 혈중 콜레스테롤치가 낮은 수준에 있었고 따라서 심장병에 걸리지 않았던 것이다.

내장을 먹느냐 안 먹느냐의 차이가 심장병이 되느냐 안 되느냐의 열쇠가 되었던 것이다. 이는 식생활의 영향이 얼마나 큰 것인가를 단적으로 나타내는 좋은 예이다.

북극에 사는 에스키모인들이 생선이나 바다동물의 기름에서 얻는 콜레스테롤치를 낮춰주는 신비의 물질은 과연 무엇인가? 요즘 각광을 받고 있는 고도의 불포화지방산인 에이코사펜타엔산(EPA)이란 영양물질이 바로 그것이다.

1980년 영국에서 발행되는 세계적으로 권위 있는 의학잡지『란세트』에 게재된 EPA의 역학조사보고는 서구사회에 커다란 충격을 안겨주기에 충분했다. "좀더 고기를! 좀더 많은 동물성단백질을!" 하고 외치던 낡은 영양학의 코가 납작해졌던 것이다.

1982년 1월 18일자『메디컬 월드 뉴스』지에는 오리건위생대학 의학부 교수이며 임상영양학부문과 지질동맥경화연구소 소장인 윌리엄 코너 박사의 연구논문이 발췌·소개되었다. 그 논문의 줄거리는 "EPA와 DHA를 포함하는 바다동물이나 등푸른 바다물고기의 기름에는 혈중 콜레스테롤과 중성지방을 줄이는 효과가 있으며, 특히 LDL형 콜레스테롤을 줄이고 HDL형 콜레스테롤을 늘리는 동시에 혈소판의 응집으로 인한 혈전을 억제하는 효과가 있다"라는 것이었다.

스탬러 박사 등 많은 성인병의 권위자는 영양문제위원회에서 "미국인이 식생활에 관심을 가지게 된 것은 바람직한 일이다"라고 하였다. 왜냐하면 성인병이 식원병이라면 식사가 성인병을 일으키기 쉬운 것으로 되어 있으면 성인병이 당연히 불어날 것이기 때문이다. 따라서 이제까지 식사에 무관심했던 미국인도 성인병의 급증을 보고는 싫든 좋든 식사에 관심을 가지지 않으면 안 되게끔 된 것이다.

영양문제위원회는 심장병이 적었던 아일랜드에 지난 수십 년 사이에 왜 심장병이 급증했는가, 같은 북유럽에서도 핀란드나 덴마크, 노르웨이 사이에 왜 차이가 있는가, 스위스의 갑상선암의 원인은 스위스인의 식사와 어떤 관계가 있는가 등등, 여러 나라와 여러 민족의 식생활과 성인병과의 관계를 추구하였다. 거기에서 밝혀진, 시대의 변천에 따라 각 나라와 각 민족의 식생활 내용에 커다란 차이가 생긴다는 사실은 모든 사람을 놀라게 했다. 맥거번 위원장을 위시한 모든 참석위원들은 심의 도중 탄식하고 감탄했다. 물론 이 글을 읽는 독자들도 깊은 인상을 받을 뿐만 아니라 배우는 바가 많을 것이다.

맥거번 위원장은 "미국인의 식사가 지난 수십 년 사이에 이렇게 변했는가를 조금도 짐작하지 못했다"고 한탄하였다.

우리들은 '우물 안 개구리'였다. 그러므로 어떤 나라나 민족도, 그리고 어떤 시대에도 그저 우리네들이 지금 먹고 있는 것과 같은 식사를 하고 있으리라고 그 나름대로 생각하고 있다. 세상에는 고구마만을 먹고 있는 뉴기니아의 파푸아족도 있고, 쇠고기를 하루

몇 kg씩이나 먹고 소의 피를 마시고 매일 100리나 달리는 아프리카의 마사이족도 있다.

식원병시대인 오늘날 우리들도 "Diet Related to Killer Disease", 즉 죽음을 초래하는 질병과 식생활과의 관계를 소상히 알 필요가 있다. 미국의 10대 사망요인 중 6대 사인이 식생활과 관련이 있다는 것이 영양문제위원회의 결론인데, 이들 사안이 점점 우리나라의 그것과 닮아가고 있기 때문이다.

"열량섭취에 있어 곡류를 통한 열량 비율이 아직도 67.9%를 차지하는 불균형상태이므로, 곡류에의 의존도를 낮추고 동물성식품의 섭취를 높이는 식생활 개선책이 연구되어야 한다"고 한국의 어느 저명한 의학자이며 영양학자인 사람은 말하고 있다. 아마 이런 경우를 두고 "우물 안 개구리"라는 표현이 탄생했을 것이다.

동물성지방의 섭취율이 높을수록 심장병이 된다

구미 스타일의 식생활을 하고 있는 나라의 심장병이라 하면 심근경색, 관동맥혈전, 심부전, 협심증과 같은 심장질환이다. 이것의 근본적인 원인은 동맥경화인데 이 동맥경화는 동맥의 내벽에 콜레스테롤 등의 물질이 쌓여 비후(肥厚)됨으로써 혈관의 내강(內腔)이 좁아져 혈액순환이 지장을 받는 것이다.

동맥경화는 몸 속의 동맥에서도 일어날 수 있지만 이것이 심장을 담당하고 있는 관상동맥에서 일어나면, 심장을 움직이는 심근에 산소와 영양분의 공급이 불충분해져 기능이 약해지고 노폐물이

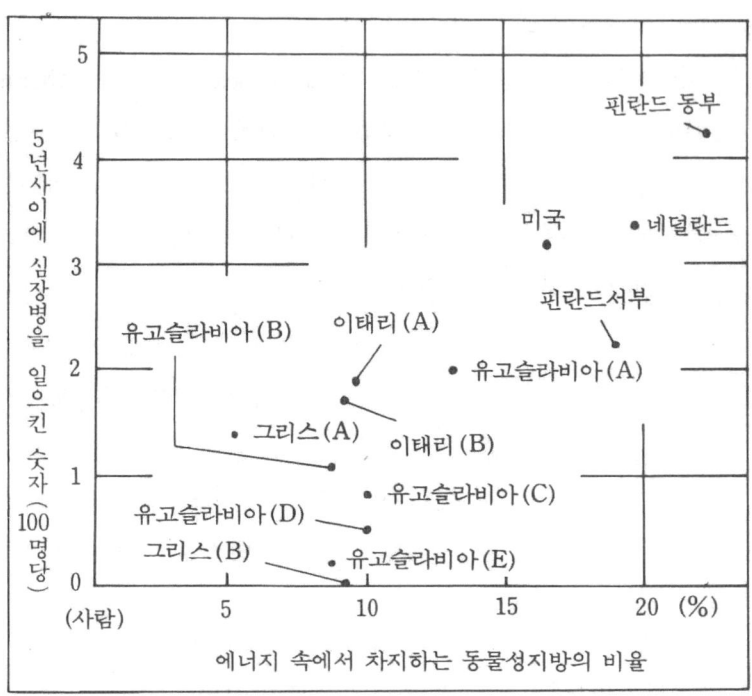

〈도표 4〉

쌓이며, 이러한 상태가 악화되면 급기야는 혈관이 막혀서 피가 흐르지 못하게 된다. 이렇게 되면 심근은 죽고 심장도 끝장이다. 이것이 심근경색이지만, 협심증이나 혈전증도 모두 동맥경화가 그 원인이 됨은 물론이다.

협심증은 심근경색의 아우뻘로 생각하면 되는데 혈전(혈액 내의 혈소판이 응집해서 만드는 핏덩어리)이 생겨 동맥경화로 좁아진 혈관의 구멍을 일시적으로 막아버릴 때 생기는 고통이다. 결국 협심증도 그 근원은 동맥경화에 있는 것이다.

이들 심장병은 모두 혈액의 흐름을 방해하거나 정지시키는 것이

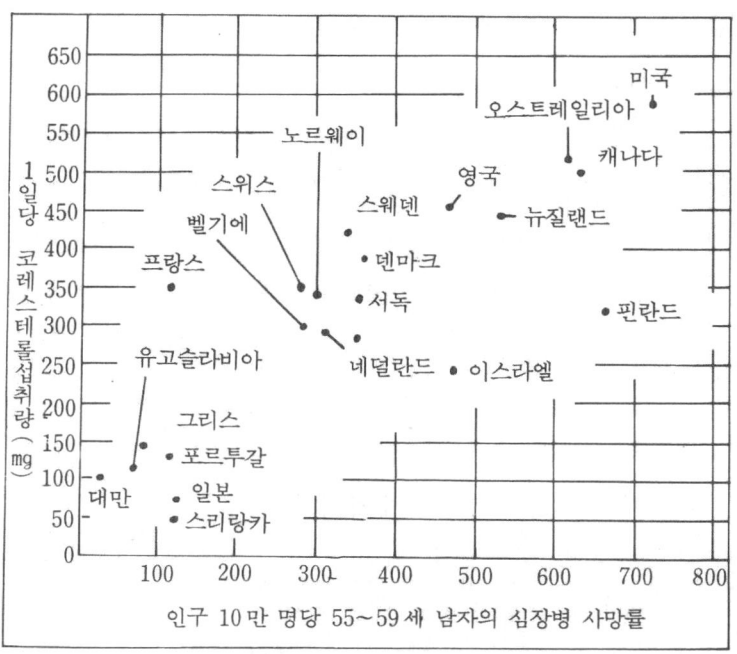

〈도표 5〉

므로 이들을 지칭하여 허혈성심장병이라고 하며, 이 병의 근원도 역시 동맥경화증이다.

이렇게 동맥의 내벽에 퇴적된 물질의 재료는 콜레스테롤이나 트리글리세라이드와 같은 지방이므로 지방이 많은 구미식 식사가 심장병이 되기 쉽다는 것은 단순하고도 명료하게 드러난다. 사실은 좀더 복잡한 이유가 있긴 하지만 기본적인 것은 이상과 같으며 지방 중에서도 특히 동물성지방이 많으면 나쁘다는 것으로 알려져 있다. 동맥경화증은 섭취하는 지방의 양이 적으면 잘 일어나지 않으며, 같은 양을 취하더라도 식물성지방 2에 대해서 동물성지방 1의 비율이면 동맥경화는 잘 일어나지 않는다.

심장병은 미국과 핀란드가 세계 제일이지만 구미의 어느 나라에도 많으며, 이들 나라의 식사는 지방의 섭취량도 많을 뿐더러 특히 동물성지방의 비율이 높다.

1974년 당시의 자료로는, 미국사람은 전체 칼로리의 16%를 동물성지방으로 섭취하고, 26%를 식물성지방으로 섭취했다. 이것은 동물성과 식물성이 1 : 1.6의 비율로서 바람직한 비율인 1 : 2보다 동물성이 훨씬 많다. 또 지방의 전체량은 1일 150g에 이르고 있었다.

지금 미국에서는 연간 70만 명이 심장병으로 죽고 있으며, 구미의 다른 여러 나라에서도 심장병이 사인의 최고를 차지하고 있는 실정이다. 인구 10만 명당 사망률을 보면 미국, 덴마크 등은 300을 넘고 다른 나라도 250 전후의 숫자이지만 이에 비해 아시아의 필리핀은 25 전후로 놀랄 만한 차이가 있다. 식사내용의 차이가 이렇게 놀랄 만한 현상을 만들고 있는 것이다.

7개국 13개 지역에서 행해진 국제심장병역학조사가 있는데, 이것은 40~59세의 건강한 남자를 골라서 그 이후의 5년 사이에 심장병을 얼마만큼 일으켰나를 추적·조사하고, 동시에 지방섭취량(동물성 및 식물성)이나 콜레스테롤치 등을 대조해서 조사한 것인데, 이 조사를 보면 네덜란드나 미국은 지방섭취량도 많고 또 동물성의 비율도 높았다. 그리고 그 5년 사이에 네덜란드와 미국은 100명 가운데 3명 이상이 심장병에 걸렸으며, 또 동물성지방의 콜레스테롤치가 높은 것은 물론이다.

네덜란드, 미국, 핀란드 등은 섭취칼로리의 약 40%를 지방에서 얻고 그 가운데 약 반은 동물성으로 충당한다.

그러면 콜레스테롤과의 관계는 어떠한가? 스탬러 박사 등은 조사대상으로 한 7,000명의 미국인에 대해서 그 이후 10년까지를 추적조사를 해보았다. 그리고 처음에 측정한 콜레스테롤치를 제일 낮은 그룹에서 높은 그룹까지 다섯 그룹으로 나누었고 사람의 수는 동일하게 하였다. 그랬더니 제일 낮은 그룹에서는 10년 사이에 91명이 심장병에 걸리고, 다음 그룹은 107명, 그 다음은 149명으로 점점 불어나 가장 콜레스테롤치가 높았던 그룹은 188명이나 되었다. 즉 콜레스테롤이 많았던 쪽이 사망률도 높다는 것을 알 수 있다.

단백질과 동맥경화와의 인과관계

심장병 왕국인 미국도 원래는 이처럼 심장병이 많지 않았다. 맥거번 위원장은 "원래 미국에서는 심장병은 진귀한 병이었는데 ……" 하며 탄식하였다. '진귀한 병'이란 표현은 다소 과장되었다고 하더라도 1900년의 통계에서는 폐렴 및 인플루엔자, 결핵, 설사(및 장염) 다음가는 사인으로 전체 사망원인의 겨우 8%(현재는 37%)에 불과했다.

인구 10만 명당 사망률도 폐렴 및 인플루엔자가 202명인데 비해 137명이었다. 1900년 당시에 비하여 지방섭취가 25%나 늘어났고, 이러한 식사내용의 변화가 미국이나 선진제국을 심장병이 많은 "심장병 왕국"으로 만든 것이다.

위스타해부생리학연구소의 크리체프스키 박사는, 영양문제위원회에서 금세기 초부터의 미국사람의 식생활의 변화를 다음과 같이 총괄적으로 함축하였다. "지방과 동물성단백질의 증가, 섬유질의 감소 등이 큰 변화였다."

그러면 단백질과 동맥경화 사이에는 어떤 관계가 있는가? 그는 "동맥경화와 단백질과의 관계는 많이 연구되지 않고 있다. 그러나 몇 가지 실험을 통해서 미국인의 식사에 동물성단백질이 늘어난 것과 심장병의 증가와는 모종의 관계가 있는 것으로 짐작되며, 또 단백질의 총량이 불어나면 심장병도 불어나는 것이 틀림없다"라고 말했다.

그의 말에 의하면, 미국은 원래가 단백질의 섭취량이 많은 나라로서, 1900년경에도 이것이 미국인의 심장병의 원인이 되었을 것인데, 그 후에 일어난 동물성단백질의 증가가 한층 더 심장병의 증가에 박차를 가한 것이라 할 수 있다.

그리고 그는 다음과 같은 실험을 소개하고 있다. 토끼를 대상으로 한 실험으로서 쇠고기로는 4주 반에 동맥경화가 되었으나 우유단백질인 카제인으로는 10주가 되어도 이상이 없었고 11개월 만에 비로소 동맥경화가 되었다고 한다. 또 하루에 30mg의 콜레스테롤을 주고 동시에 먹이 속에 27%의 쇠고기 단백질을 먹였더니 1년 만에 동맥경화가 일어났으며, 36%로 증가시켰더니 3개월 만에 일어났다.

또 다른 실험에서는 하루에 250mg의 콜레스테롤을 주고 동시에 먹이 속의 단백질은 카제인 38% 및 대두단백질 39%를 주어 두 그룹으로 나누어 실험했더니, 대두단백질의 경우는 동맥경화증이 보다 덜 일어났고, 카제인의 경우에는 콜레스테롤 없이도 동맥경화가 일어났다. 다음에 60mg의 콜레스테롤이 든 먹이로 실험해 보았더니 이것만으로도 제법 동맥경화 경향을 나타냈고, 같은 양의 콜레스테롤에 대두단백질을 먹였더니 동맥경화 경향은 반대로 적어졌으며, 또 다른 실험에서도 밀단백질보다 카제인이 쉽게 동맥경화를 일으킴을 알아냈다.

크리체프스키 박사의 말과 같이 동맥경화와 단백질과의 관계는 그렇게 많이 연구가 되어 있지 않아서, 이것만으로는 쉽게 단정지을 수 없으나 대략 짐작으로는 동물성단백질만으로도 심장병이 일어나기 쉽다는 것을 이해할 수 있을 것 같다. 그는 또 "미국인의 식사는 동물성단백질이 식물성단백질에 비해 지난 수십 년 간 크게 많아졌으며 이것은 심장병의 증가와 꼭 대응하고 있다"라고 말했다.

영양문제위원회는 콜레스테롤 양을 줄이라고 경고하였다

선진국의 식사는 지방과 설탕이 많은 것이 특징이지만, 이것은 심장병에도 나쁜 요소로 되어 있다.

크리체프스키 박사는 이런 예를 들었다. "1955년에서 1965년 사이의 각국에 있어서의 심장병의 증가는 지방과 설탕과 관계가 깊다. 스위스에서는 심장병 사망자가 5.5% 증가하고, 지방섭취는 28% 증가했으며, 핀란드에서는 사망자가 30% 증가하고, 지방은 34% 설탕은 123% 증가했다. 또 유고슬라비아에서는 동물성지방은 26% 줄었지만 심장병 사망자가 4배 가까이나 불어났는데 그 기간 중 설탕소비량은 3배나 증가하였다."

크리체프스키 박사는 나라에 따라 심장병 사망자가 증가하는 원인이 동일하지 않은 것은 식생활이 다르기 때문이라고 한다. 그러나 그 어느 것이든 설탕과 지방이 불어나는 일은 과칼로리와 직결되어 여분의 칼로리가 몸 속의 콜레스테롤치를 높이는 것은 동일하다고 한다. 지나친 칼로리의 섭취는 심장병의 적인데, 콜레스테롤의 3분의 2는 음식물로 간장에서 만들어지므로 지나친 칼로리는 그만큼 콜레스테롤의 원료를 공급하게 되는 셈이다.

섬유질 섭취의 감소도 금세기 초 이래의 큰 변화이다. 식물성식품의 섭취량이 줄었을 뿐만 아니라, 이것마저 정백가공됨으로써 섬유질의 감소를 부채질하였다. 영양문제위원회의 조사로 섬유질에 동맥경화증 예방효과가 있다는 것이 분명해졌다.

그렇다면 선진국의 심장병은 동물성식품의 증가와 섬유질의 감소라는 이중부담에 의해 더욱더 폭발적으로 증가한다고 볼 수 있다. 그러나 섬유질보다도 동물성식품 쪽이 더욱 더 큰 영향을 미치는 것으로 알려졌다. 그래서 영양문제위원회에서는 콜레스테롤을 줄이라고 국민들에게 경고하고 있는 것이다. 콜레스테롤은 계란, 쇠고기 등 동물성식품에 많으니 그 대신 신선한 생선과 대두에서 단백질을 섭취하는 게 바람직하다. 등푸른 생선과 대두에는 콜레스테롤을 제거하는 영양성분인 EPA와 레시틴 등이 제법 많이 들어 있다. 그리고 단백질의 질도 비교적 양호한 편이다.

미국인은 동물성식품을 많이 섭취하는 결과 현재 1일 550mg의 콜레스테롤을 섭취하고 있는 셈인데, 영양문제위원회는 이것을 1일 300mg 이하로 억제하라고 경고하고 있다.

미국에는 혈중 콜레스테롤이 250mg/dl(1dl 중에 250mg) 이상 되는 사람이 굉장히 많은데, 혈중 콜레스테롤치가 190~200mg/dl 이상이면 동맥경화가 진행하기 시작한다고 한다.

지금까지는 식사면에서만 고찰해 왔는데, 스탬러 박사 등 많은 학자들은 좌업사회(坐業社會)라는 면과 과잉칼로리의 문제를 연관시켜 강조하고 있다. 산업사회란 기계화로 인해 몸을 움직일 겨를이 없어진 경제사회적인 측면을 말하는 것인데, "지금은 농사도 트랙터 위에 앉아서 하는 좌업"이라고 지적하였다. 노동이나 운동으로 지방과 콜레스테롤을 에너지로 소비해 버리면 그만큼 동맥경화의 진행이 억제되며, 또 칼로리의 지나친 섭취를 막으면 역시 콜레스테롤은 줄어들게 마련이다. 왜냐하면 앞서 말한 바와 같이 콜레스테롤의 70% 이상은 간장에서 합성되기 때문이다.

좌업사회의 고칼로리는 현대사회의 최대의 건강문제라는 지적도 있다. 영양문제위원회 보고서의 하나인 「영양과 건강」은 "50~60년 사이에 미국영양문제의 성격은 아주 변질되었다"고 말한다. 이는 현대인의 영양문제가 영양부족에서 영양과잉으로 변했다는 뜻으로서, 그 결과로 나타나는 가장 큰 골칫거리는 비만이다. 노르웨이 정부의 식량백서도 이 점을 지적하고 있다.

동양인에게도 구미 스타일의 뇌졸중이 급증하고 있다

뇌졸중에는 뇌의 모세혈관이 파열되는 뇌출혈과 혈관이 막히는 뇌경색이나 뇌색전이라는 두 가지 유형이 있다. 막히는 유형의 근본 원인은 뇌동맥경화에 있으므로 심장병이 많은 구미제국에는 당연히 많은데, 원인은 마찬가지로 동물성식품을 지나치게 섭취하는 데 있다.

동맥경화는 머리끝에서 발끝까지 온몸의 동맥에서 진행되는데, 심장근육에 산소와 영양을 공급하는 혈관인 관상동맥에 일어나면 심근경색, 협심증 등의 심장병이 되고, 뇌동맥에 일어나면 뇌경색이나 뇌색전이 된다. 노인이 바보스럽게 되는 노망도 뇌동맥경화의 결과이다.

심장병으로 죽는 사람과 뇌경색으로 죽는 사람과의 차이는 어느 쪽의 증상이 더 표면화되어 목숨을 잃는가의 차이밖에 없으며 심장병을 일으키는 구미식의 식사는 그대로가 뇌경색을 일으키는 식사인 것이다.

지금 구미에는 경색형 뇌졸중이 주류를 이루고 있다. 그러나 이것은 금세기 이후의 경향이지 그 이전만 해도 뇌출혈이 많았다. 1900년만 해도 사인 5위로 전체 사인의 6.2%를 차지했다는 기록이 남아 있다.

한국을 비롯한 일본 등의 동양계에서는 확실히 출혈형 뇌졸중이 주류를 이루었는데, 식생활의 서구화 경향이 진행됨에 따라 역시 뇌졸중도 서구 스타일인 경색형으로 변모해 가고 있다.

미국에서는 바른 식생활에 의한 암 예방법이 연구되고 있다

암이 식원병이라는 사실은 해외 이주민의 예에서 보았으나 아직도 쉽게 믿으려 하지 않는 사람이 있을 것이다. 사실 미국에서도 영양문제위원회의 보고서가 공표되었던 1977년 당시에는 믿지 않으려 했다. 그러므로 영양문제위원회가 2년 간의 심의 끝에 "미국인에게 암이 많은 것은 식생활의 잘못 때문이다"라고 선언했을 때의 놀라움과 충격은 이루 말할 수 없었다.

당시의 신문이나 잡지는 독자의 주의를 끌기 위해 "CANCER"라는 문자를 커다란 활자로 썼다. 그러나 벌써 1976년 7월 영양문제위원회에서 미국 국립암연구소 부소장 고리 박사는 미국 국립암연구소의 새로운 연구방향에 대하여 "본 연구소는 「식사·영양·암 프로그램」이라는 연구프로젝트를 시작하였다. 여기에는 200명의 연구원이 참가하게 되는데, 식사에 의한 암 예방법 등이 이 연구의 중심과제이다"라고 말했다. 이 말은 암이 식원병이라는 사실에 의문을 가지는 사람들에게는 놀라운 증언이었던 것이다.

미국 국립암연구소는 그 연구프로젝트에 따라,
① 어떤 음식이 어떤 암을 발생시키는가?
② 식사에 의한 암 예방법은?
③ 어떤 식사가 바람직한가?
등 6가지 연구목표에 따라 연구하고 있다.

1980년 9월 샌프란시스코에서 미국의학회가 열렸는데, 여기에서는 영양문제위원회의 심의조사 이전에 나와 있던 연구 및 그 이후의 새로운 연구를 포함해서 식생활에 의한 암 예방에 도움이 될 만한 연구논문이 총 200가지 가까이나 검토되었다고 한다.

미국 국립암연구소는 양배추를 잘 먹는 사람은 장계통의 암에 잘 걸리지 않는다고 발표하였다. 또 버섯을 많이 먹으면 암을 방지할 수 있다고 했다. 암은 선진국에 공통된 3개 사인의 하나로서 매년 1백만 명 이상의 미국인들이 암치료를 받고 있으며, 매년 70만 명 이상이 암에 걸렸다는 진단을 받고 있다. 이 질병으로 인한 사망자 수는 해마다 40만 명으로 계속 증가추세에 있다. 한편 연간 암치료 비용은 200억 달러를 상회한다. 암은 지금까지 인류가 알고 있는 질병 가운데서 가장 절망적이고 비용이 많이 들며 고치기 어려운 질병이 되었다.

영양문제위원회는 미국에서 해마다 암으로 사망하는 40만 명 중 35만 명이 식생활과 관련된 경우이며, 성별로 보면 남자의 40%와 여자의 60%가 식생활과 관련이 있는 암으로 사망한 셈이 된다고 했다. 이 숫자는 영양문제위원회나 국립암연구소가 분명히 확인한 것이다.

원더 박사 등은 여러 가지 종류의 암이 식생활과 관련이 있다고 증언했으며, 또 채식주의자의 입장에서 증언한 하샤프트 박사 등에 의하면 암은 모두 육식의 과다섭취와 관계 있다고 했다. 그것은 어떻든간에 영양문제위원회는 유방암, 결장암, 소장암, 전립선암, 간장암, 신장암, 위암, 식도암, 췌장암, 방광암 등이 음식물과 관련이 있는 암이라고 했다. 1971년에는 남자가 13만 94명, 여자가 20만 24명이 식생활과 관련이 있는 암으로 사망했는데, 주된 것은 남자의 경우 전립선암 5만 명, 결장암 4만 명, 위암이 1만 명이고, 여자의 경우 유방암이 8만 명, 결장암이 4만 9천 명, 위암이 6천 명이다.

결장암은 이 숫자로서도 알 수 있듯이 구미제국에 대단히 많은 암으로 전체의 15%를 점하고 있으며 남녀 다 같이 많다. 그것은 지방섭취를 많이 하는 국민에게 증가하는 암이라는 것도 입증되었다. 지방섭취가 많은 뉴질랜드나 덴마크 같은 나라에는 이런 암이 많은데 비해 일본이나 칠레 같은 나라는 비교적 적은 편이다.

지방의 과다섭취는 결장암과 유방암을 유발한다

지방이 결장암을 증가시키는 것은 지방의 섭취가 많아지면 몸속에서 결장암을 일으키는 발암물질의 생성이 증가되기 때문이다. 이것을 확인한 유명한 실험이 있는데 이 임상실험에는 일본인도 대상이 되었으므로 같은 동양계인 한국인에게도 좋은 참고가 되리라고 본다.

영국 라이트프레밍연구소의 세균학자인 휠 박사는 영국인, 구미인, 일본인, 아프리카인 등의 대변을 모아 분석해 보았다. 그랬더니 구미인의 배설물에서는 일본인이나 아프리카인의 그것에서보다 메틸콜안트렌이라는 물질이 훨씬 많이 검출되었다. 이 물질은 발암과 관련이 있는 것으로 지방을 많이 섭취할수록 생성량이 많아지는데 구체적으로 설명하면 다음과 같다.

지방을 섭취하면 간장에서는 지방의 소화를 돕기 위해서 지방을 유화할 목적으로 담즙을 만들어 십이지장을 통해 내보낸다. 그런데 담즙 속에는 담즙산이라는 것이 들어 있는데, 그 중에는 데옥시콜산이라는 담즙산도 있다. 이 데옥시콜산이 장내에 기생하는 어떤 세균에 의해 분해되면 3-메틸콜안트렌이라는 물질이 생성되는데, 바로 이것이 결장암을 유발하는 발암물질인 것이다. 그러므로 지방의 섭취량이 많으면 많을수록 담즙의 분비량도 커지고 따

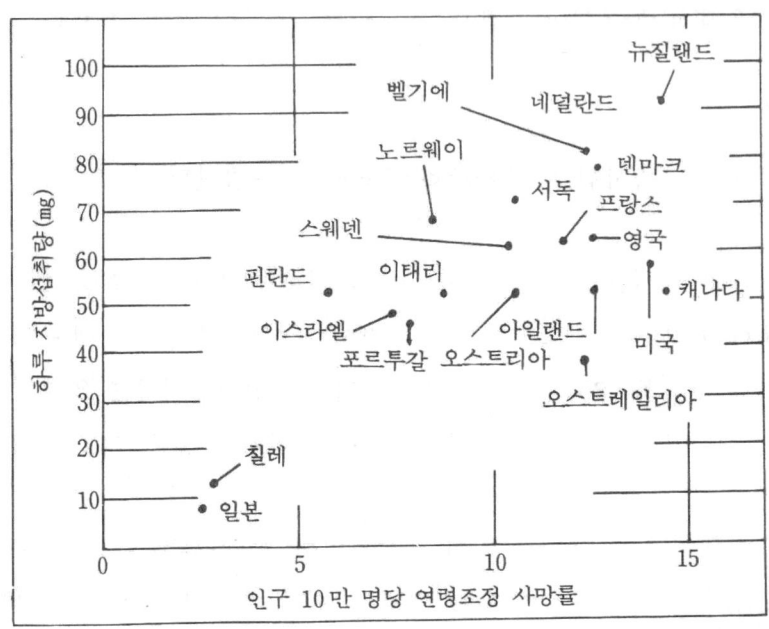

〈도표 6〉 지방섭취량과 결장암의 관계

라서 데옥시콜산도 많아질 것이다. 그렇다면 결과적으로는 발암물질인 3-메틸콜란트렌의 생성량도 커져서 드디어는 결장암을 유발하게 된다는 논리이다. 따라서 구미인이 일본인보다 결장암에 걸리는 비율이 높다는 것은 그들이 지방을 훨씬 많이 섭취한다는 데 있다. 단 여기서 유의할 점은 지방의 양에는 관계가 있지만 종류(식물성, 동물성)에는 관계가 없다는 사실이다. 즉 식물성기름이라고 해도 많이 먹으면 마찬가지 결과를 빚는다는 것이다.

이상의 사실에서 알 수 있듯이 담즙은 소화액의 하나로서 어떤 인종도 다 같이 가지고 있으므로, 이것으로부터 결장암의 발암물질을 많이 생기게 하느냐 안 하느냐 하는 것은 오로지 섭취하는

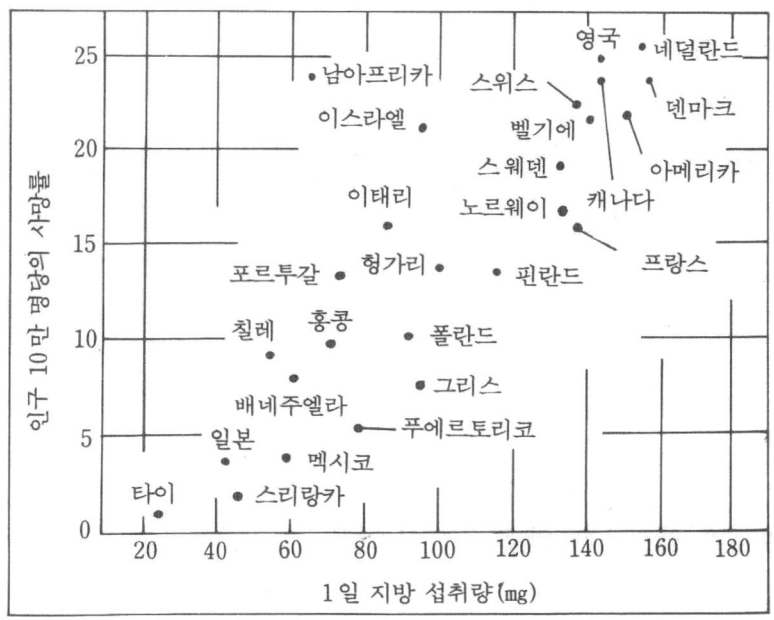

〈도표 7〉 지방섭취량과 유방암의 관계

지방의 양에 따라 결정되는 것이다.

원더 박사는 유방암과 지방과의 관계에 대하여 영양문제위원회에서 다음과 같이 설명하였다. "지방의 섭취가 많으면 프로락틴의 분비가 많아지는데 이것은 유방암을 유발하는 데 관계하고 있다. 그러므로 지방을 많이 섭취하면 유방암의 발생률이 높아진다." 프로락틴은 뇌하수체전엽에서 분비되는 호르몬의 일종으로서 황체호르몬의 분비를 자극하는 물질이다. 프로락틴은 여성호르몬인 황체호르몬뿐만 아니라 최유(催乳)호르몬으로도 작용한다. 그런데 이 프로락틴은 유방암을 유발하는 것이므로 지방의 섭취가 많아지면 프로락틴의 분비도 많아지고 자연히 유방암의 위험성도 커진다는 것이다.

이러한 사실은 이미 실험적으로나 통계적으로도 확인되어 있다. 미국의 제칠일안식교회 여신도나 채식주의 여성을 조사한 자료에서도 일반 미국여성들에 비해 프로락틴의 분비량이 40% 이상이나 적다는 사실이 확인되었고, 이들 여성에게는 유방암이 적었던 것이다. 또 한국이나 일본의 여성들이 구미 여성들에 비해 유방암의 발생이 훨씬 적다는 사실도 잘 알려져 있다. 하지만 역시 최근에는 유방암 환자가 늘어나고 있는 경향인데, 그것은 기름기를 즐겨 먹는 식습관의 구미화에 원인이 있는 것이다.

지나친 알코올은 암을 증가시킨다

윈더 박사 등 암의 권위자가 영양문제위원회에 출석하여 행한 증언이나 자료를 취합해 보면 여성의 자궁암, 신장암은 비만과 관련 있으며, 또 알코올의 과음은 설암이나 후두암 그리고 식도암 등을 증가시킨다는 것이다. 영양문제위원회에서 수집한 다른 나라의 자료에는 철분의 부족은 식도암의 원인이 되며(스웨덴), 요오드의 부족은 갑상선암의 원인이 된다(스위스)는 조사보고가 있었다.

오늘날 선진국은 과영양으로 비만이 증가일로에 있는데, 윈더 박사에 의하면 비만은 자궁암과 신장암의 원인 중의 하나라고 한다.

알코올의 소비량도 늘어나고 그 중독문제는 각국에서 큰 골칫거리가 되고 있지만, 그것이 설암의 원인이라는 데 있어서는 놀라지 않을 수 없다. 또 철분이라는 미네랄도 선진국의 식생활에서는 부족되고 있는데, 이것도 식도암의 원인이 되고 있다니 여태까지 단순히 빈혈을 일으킨다고 생각하던 사람들은 깜짝 놀랄 것이다.

알코올과 암의 연관성을 지적한 연구보고는 윈더 박사와 마부치 박사의 공동연구인데, 그들에 의하면 알코올 자체는 암의 원인이 아니지만, 지나친 알코올은 몸 속의 미네랄을 체외로 배설시켜 버리기 때문에 암을 일으키게 된다고 한다. 알코올을 적량 이상으로 과도하게 섭취하면 체내의 미네랄인 칼슘, 아연, 셀레늄, 칼륨 등을 현저하게 배설시켜 소모된다. 그러므로 주당들은 술을 마실 때 칼슘 등의 미네랄을 충분히 섭취할 필요가 있다.

셀레늄이라는 미네랄에 암예방 효과가 있다는 사실은 이미 말했지만 미네랄과 암과의 관계는 현재 본격적으로 연구가 진행되고 있으므로 머지 않은 장래에 밝혀질 것이다. 미네랄은 신체 내의 영양대사에 있어서 대단히 중요한 역할을 하는 것이므로 이것이 부족하게 되면 대사활동의 수준이 저하되어 건강장애가 일어난다. 또 미네랄은 세포 내외의 체액을 항상 약알칼리성으로 유지시키는 역할을 하며 또한 수많은 신진대사의 생화학반응을 가능케 하는 효소의 구성성분도 된다. 뿐만 아니라 갑상선호르몬이나 췌장호르몬인 인슐린 등 호르몬의 합성에 필수불가결한 요소이기도 하다.

윈더 박사에 의하면 지나친 알코올섭취를 삼가면 설암이나 식도암이 반감될 것이라고 한다. 그는 지금까지 열거한 암 이외의 암도 선진국의 과영양상태의 식생활 습관과 틀림없이 관계가 있다고 한다. 선진제국의 동물성단백질 과잉섭취를 문제삼는 전문가도 많은데, 영국의 트로웰 박사 등은 "선진제국 국민은 동물성단백질을 광적으로 즐긴다"고 영양문제위원회에서 피력했으며 크리체프스키 박사도 동물성단백질이 많으면 암이 되기 쉽다고 했다.

고리 박사는 오늘날의 선진국 스타일의 식사를 먹인 동물실험을 소개하고 선진국들의 식사가 암을 증식하기 쉽다고 말하고 있는데, 이 실험의 대상이 된 쥐는 오늘날의 선진국 사람들의 모습을 그대로 나타낸 것이라 하겠다. 그는 이 실험에서 쥐를 두 그룹으로 나누어, 한 그룹에는 다른 그룹에 비해 많은 양의 동물성단백질과 설탕을 먹였더니 암에 걸리는 율이 20배나 높더라는 사실을 밝혀냈다. 물론 두 그룹 모두 동일한 양의 발암물질을 먹여서 실험했던 것인데 똑같이 발암물질에 노출되어 있어도 동물성단백질과 설탕을 많이 먹인 쥐는 40%나 암에 걸렸다고 한다.

동물성단백질과 설탕의 섭취가 많은 것이 오늘날의 으스대는 공업선진국 국민들의 그대로의 모습이라고 할 수 있다. 동물성단백질과 설탕은 다 같이 칼슘 등의 미네랄을 지나치게 소모시키는 강산성식품이다. 지금까지 암의 발생과 관련이 있는 것으로 밝혀진 미네랄은 셀레늄, 칼슘, 마그네슘, 몰리브덴, 철, 요오드 등이다. 해조류, 녹황색야채 또는 미네랄식품 등의 적극적인 섭취로 미네랄의 부족을 없애야 한다.

식물섬유가 결장암을 예방한다

지방의 섭취가 많으면 그만큼 결장암에 걸리는 확률이 높아진다는 사실은 이미 언급하였다. 그러나 핀란드인만은 지방을 많이 섭취하는 데도 놀랄 정도로 결장암이 적었다. 이러한 사실의 이면을 살펴보면 이들은 섬유질의 섭취가 다른 나라에 비해 엄청나게 많음을 알 수 있다.

식물섬유는 다른 물질을 흡착하는 성질이 강하다. 그래서 장내에 있는 유독물질이나 발암물질들을 흡착하여 변으로 배설시킨다. 그뿐만 아니라 식물섬유는 콜레스테롤이나 중성지방 그리고 중금속까지도 상당부분 흡착하여 배설시킨다.

또 이미 잘 알려졌듯이 변비를 예방하는 작용도 한다. 그것은 섬유질이 장벽을 자극하여 꿈틀운동을 촉진시키므로 장내용물의 배설이 촉진되어 변의 장내 통과시간을 단축시킨다. 이렇게 되면 장에서 발암물질을 흡수하는 기회가 대폭 줄어든다. 이상과 같은 두 가지 작용으로 식물섬유는 결장암을 예방한다.

핀란드의 농민과 덴마크 사람은 동일한 양의 지방을 섭취하고 있으나 핀란드 농민은 덴마크 사람과 비교할 때 결장암의 발생률이 4분의 1에 불과한데, 그것은 핀란드 농민은 전통적으로 섬유질이 풍부한 나맥빵을 먹고 있어 섬유질의 섭취량이 2배나 더 많기 때문이다. 이것은 최근의 연구조사에서 밝혀진 사실이다.

워싱턴대학에서도 실험을 통해 섬유질을 많이 주면 발암물질이 체외로 배출되므로 같은 발암물질을 주어도 암이 되기 어렵다는 사실을 확인하고 있다. 쥐를 상대로 한 실험에서 섬유질을 준 그룹은 39%만이 암이 되고, 섬유질을 주지 않은 그룹은 69%가 암이 되었다. 양쪽 그룹에 똑같은 발암물질을 주었는데도 이상과 같은 결과가 나왔다는 것이다.

섬유질의 효과에 대해서는 심장병을 말할 때 설명했지만, 섬유

<도표 8> 식물섬유의 섭취량과 결장암의 관계

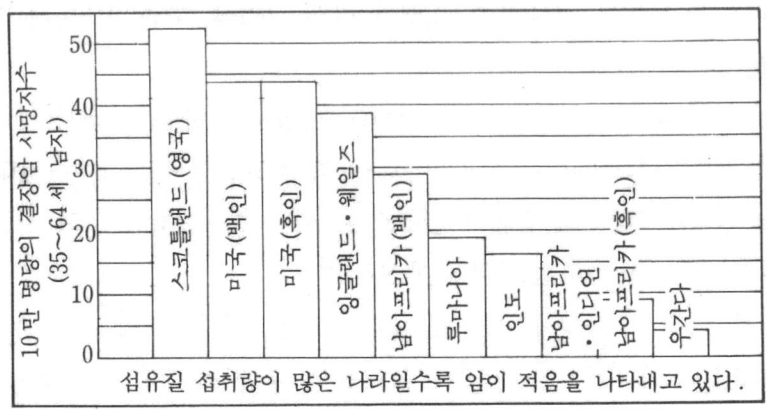

질은 여러 방면에서 광범위한 질병에 대한 예방효과를 발휘하고 있다. 아프리카 흑인에게는 문명이 발달한 선진국의 질병인 심장병, 결장암, 당뇨병, 비만, 담석증, 맹장염 등 30여 종의 질병은 없었다. 그리고 이와 같은 질병을 예방하는 데에도 역시 섬유질이 큰 역할을 하고 있다는 사실을 알게 되었다. 오늘날 선진국은 질병이라는 부정적인 측면에서도 역시 선진국이 되어 있는데, 이것은 지방, 동물성단백질, 설탕의 과다섭취와 비타민, 미네랄 그리고 섬유질의 섭취 부족 때문이라고 영양문제위원회는 광범한 조사연구를 통해 밝히고 있다.

섬유질이 장의 움직임을 원활하게 해준다는 것은 섬유질이 수분을 흡수해서 변을 부드럽게 하고 변의 양을 증가시킨 결과이다.

사람의 장 속에는 약 100여 종의 세균이 기생하고 있으며 그 수는 약 100조에 이른다고 한다. 이들 세균은 크게 유용균과 유해균으로 분류되는데, 식물섬유는 유해균의 번식을 막고 유용균의 번식을 촉진시킨다. 젖산균이나 비피더스균과 같은 장내유용세균은 식물섬유를 분해하여 거기로부터 영양을 얻어 인체에 유익한 영양소인 비타민B복합체에 속하는 여러 비타민들, 즉 비타민K, 비타민C 그리고 필수 아미노산 등을 합성해 준다. 이것도 섬유질의 역할 중 무시하지 못할 부분이다.

맹장염은 식물섬유 부족으로 온다

영국의 유명한 섬유질 연구가인 버킷 박사에 의하면, 섬유질을 많이 먹고 있는 아프리카 흑인이나 인디언과 문명선진국의 국민들의 변의 양에는 커다란 차이가 있으며, 입을 통해 들어간 음식물이 변으로 배출될 때까지의 체내 통과시간에도 큰 차이가 있다고 한다. 가령 영국인의 하루 배변량은 110g 정도의 사람이 많고, 장내 통과시간도 45~60시간이 걸린다. 이에 비하여 아프리카의 도시사람의 배변량은 200g이고 장내 통과시간이 40시간이며, 아프리카의 농촌사람의 경우 배변량은 300g 이상인 자가 많고 장내 통과시간도 30시간 정도인데, 이상적인 배변량은 250g 정도라고 한다.

배변량이 어느 정도의 양에 미치지 못하면 장은 부드럽게 움직여지지 않는다. 맹장염, 치질, 게실증(憩室症), 정맥류(靜脈瘤), 십이지장궤양 등도 식사에서의 섬유질 부족으로 일어나는 병이다.

섬유질로 장내유용세균이 번성하면 장내의 상태가 산성을 유지하고, 이렇게 되면 유해병원균은 번식할 수 없으며 또 섬유질로 인해 분석(糞石)이 생기지 않으니 맹장염이 없으며, 섬유질로 변이 부드럽게 되면 배출이 용이하여 항문부위의 정맥을 강하게 마찰시키지도 않고 또 변이 정체되지도 않으므로 치질이 생기지 않는다. 십이지장궤양은 위에서 내려오는 산성이 강한 내용물이 십이지장을 자극해서 일어나는 것인데 섬유질이 풍부하면 통과시간이 빠르므로 자극할 기회가 줄어든다.

게실증은 결장이 늘어나 마치 부풀어 있는 듯한 모양인데 그 속에 숙변이 차 있어 부패의 원인이 되며, 그 부패산물에 독소가 흡수되어 문맥을 통해 간장으로 들어간다. 간장은 이것을 해독하느라고 피로해지며 시간의 흐름에 따라 차츰 기능이 약해지고 때로는 간세포가 괴사하는 단계로까지 발전한다. 섬유질이 풍부한 식사를 하면 결코 게실증은 생기지 않는다.

섬유질은 사람의 소화관에서는 소화되지 않는데, 그것은 사람의 장은 초식동물과는 달리 섬유질을 분해하는 효소를 갖고 있지 않기 때문이다. 그래서 과거에는 소화가 잘 안 된다고 멸시를 받아왔다. 재래의 영양학에서는 쓸데없고 귀찮기만 한 존재였다. 그러나 오늘날 섬유질은 어떠한 영양소에 못지않은 귀중한 존재로 인식되고 있다. 영양문제위원회는 그것을 과학적으로 입증하는 충분한 자료를 가지고 있다.

버킷 박사가 지적한 섬유질과 비만의 관계

아일랜드 쌍둥이 577쌍을 비교한 통계는 섬유질의 비만방지 효과를 잘 나타내주고 있다. 이 쌍둥이 형제 중 한 명은 미국으로

〈도표 9〉 이주자와 비이주자의 비만상태 비교(F/E율)

	아일랜드인 형제	
	아일랜드 거주자	미국 거주자
조사대상인수	577	577
연 령	20~39	20~39
칼로리 섭취량	3792	3096
섬유질 섭취량	6.4	3.6
F/E율	0.168	0.116
피하지방의 두께(mm)	7.5	10.0
체중(kg)	76.0	78.5

가고 다른 한 명은 아일랜드에서 살아왔는데, 그는 피하지방량도 적고 체중도 평균 76kg이었다. 이에 반해 미국에 이주해 온 쪽은 평균 체중이 78.5kg이었다.

섬유질을 섭취하는 양도 전자는 하루에 6.4g, 후자는 3.6g인데, 하루의 섭취 칼로리는 미국이주자 쪽이 700칼로리나 적었다. 이것은 칼로리가 많은 음식이라도 섬유질을 충분히 섭취하면 비만도가 낮아진다는 것을 나타내는 것이다. 트로웰 박사는 칼로리에 대한 섬유질의 비율이 낮아지면 비만해진다고 하여 이것은 F/E율(F는 Fiber=섬유질, E는 Energy=에너지)로 불린다. 미국이주자의 F/E율은 0.116이고 남아 있는 쪽은 0.168이었다.

섬유질은 에너지의 흡수를 방해해서 비만을 막아주는데, 이것은 수없이 많은 실험을 통해서 뒷받침되고 있다. 섬유질을 투여한 양에 따라서 실험결과에 차이는 있으나 효과만은 확실했다.

그 중 미국 국립영양연구소가 행한 실험을 소개하면 이 실험에서는 섬유질을 주면 입으로 들어간 지방의 94.1%가 흡수되고, 주지 않았을 때에는 95.9%가 흡수되었으며, 또 모든 영양의 총합계에서는 각각 91.6%, 96.3%가 흡수된다는 차이를 나타냈는데 이것은 섬유질이 영양의 흡수를 방해한 결과인 것이다. 버킷 박사는 아시아제국은 아직 섬유질 부족에 의한 병이 적지만 그 중에서도 공업화가 비교적 앞서 선진국 대열에 들어선 일본의 경우만은 예외라고 지적하고 있다. 아마도 그 뒤를 한국 등이 따라가고 있을 것이다.

비만할수록 수명이 짧아진다

공업선진국은 지금 영양의 과잉섭취로 인한 비만인구가 격증하고 있어 비명을 지르고 있는 실정이다. 비만은 건강의 적이며 장수의 적이기도 하다. 비만의 정도에 따라 그만큼 건강수준은 저하된다.

우선 선진제국의 모습을 그대로 상징하는 하나의 모형을 소개하면 파이네만이라고 하는 미국의 한 중년부인의 경우인데, 이 부인은 영양문제위원회의 비만문제 심의 때 시민의 한 사람으로서 출석하여 자기의 과거에 대해 증언하였다.

부인은 지나치게 살이 쪘기 때문에 11살 때부터 병원문을 노크하기 시작했고 그 이후로 20여 명의 비만전문의사나 체중감량을 위한 여러 시설의 신세를 졌다고 하며, 지금까지 무려 170kg이나 감량했다고 한다. 이 정도의 체중감량이면 일본에서 유명한 미국계 스모선수인 다카미야마(157kg)라 할지라도 체중이 없어질 것

같은데, 그녀가 다카미야마 이상의 거인이었던 것은 아니고 체중이 늘면 줄이고 또 늘어나면 빼고 한 체중의 총감량을 합계한 것이 그 정도라는 것이다.

그녀가 이렇게 체중을 빼는데 들인 비용이 무려 15,000달러의 거금이었다고 하니, 체중 1kg을 빼는데 88달러씩 들어간 셈이다. 그녀의 체중은 19세 때 75kg, 22세 초산 때 79kg였다. 그 후 83kg까지 불었던 것이 지금은 62.5kg으로 내렸다고 한다.

그녀는 마치 질병의 백화점과도 같이 여러 가지 병에 시달리면서 살아왔는데, 17세 때에는 고혈압으로, 34세 때에는 당뇨병과 고지혈증으로 그리고 심장병 환자의 후보생으로서도 손색없는 형편에 놓여 있었다 이 밖에도 통풍 기타 많은 병력들은 영양문제위원회의 공식 기록에 남겨졌을 정도였다.

비만한 사람은 이 부인과 같이 질병에 걸리기 쉬우며 뚜렷한 병에 걸리지는 않는다 해도 수명이 짧은 것은 사실이므로 어느 모로 보아 비만은 좋을 것이라고는 하나도 없다. 하지만 선진제국은 날로 늘어만 가는 비만문제 때문에 골머리를 앓고 있다.

영양문제위원회는 "비만은 미국의 건강문제 중 최대의 문젯거리의 하나"라고 지적하고 있으며 또 "지금 미국에는 3,000만 명 이상의 비만자가 있다. 그리고 그 가운데 반은 비만 때문에 수명이 단축될 것이다"라고도 지적하고 있다.

어린이로부터 어른에 이르기까지 어느 세대를 막론하고 비만증이 만연하고 있는 것이 지금 선진제국의 현황이다. 영국에서는 인공영양아가 비만아의 원인이며 이런 어린이는 성인이 된 후에도 비만으로 연결된다고 하여 보건사회보장성은 모유 권장운동을 적극적으로 전개하고 있다.

어른들과 달리 어린이의 비만은 지방세포의 수 자체가 무수히 늘어나는 데 있다. 어른의 비만은 지방세포의 수가 늘어나는 게 아니라 크기가 커진다. 지방세포는 일반 세포와는 달리 몇 배의 크기로 불어나면서 그 속에 지방을 축적한다. 그러므로 이렇게 얼마든지 커질 수 있는 지방세포의 수를 어려서부터 증가시켜 놓으면 커서도 문제가 되는 것이다. 그래서 비만아의 문제는 굉장히 심각한 것이다.

스웨덴에서는 전국에 시범지역을 지정하여 중앙정부, 자치단체, 기업체, 가정이 모두 하나가 되어 비만퇴치작전을 벌이고 있는 실정이다.

전문가들이 신뢰하고 있는 통계자료

독일에서는 초등학교 아동의 23%(남) 및 27%(여)가 비만이라고 하며, 미국의 10개 주에서 행한 조사에서도 10~16세의 연령층에 있는 백인남자는 11~39%, 여자는 9~19%, 흑인남자는 5~33%, 여자는 6~32%가 비만이라고 한다. 영국군의 신병모집 때의 조사에서도 1950년경부터 신병들이 차츰 비만해져 가는 징조가 보이기 시작하더니 1970년대가 되면서 이것이 더욱 두드러지게 나타나고 있음을 보여주고 있다고 한다.

영양문제위원회는 "미국사람의 40대 연령층에 있어서 남자는 약 3분의 1이 이상체중보다 약 20%를 초과한 체중을 갖고 있으며,

〈도표 10〉 메트로폴리탄 보험회사의 이상체중표(신장·골격별)

신장(cm)	골격 및 체중(kg)		
남자 25세 이상	(마른 상태)	(보통)	(뚱뚱한 상태)
157	50.8~54.4	53.5~58.5	57.1~63.9
162.1	53.5~57.1	56.2~61.6	59.8~67.1
164.6	54.8~58.5	57.6~63.0	61.2~68.9
169.7	58.0~62.1	60.7~66.6	64.4~73.0
172.2	59.8~63.9	62.5~68.9	66.6~75.2
174.8	61.6~65.7	64.4~70.6	68.4~77.1
여자 25세 이상			
152	43.5~47.1	45.8~51.2	49.4~56.7
157	46.2~49.8	48.5~53.9	52.1~59.4
162.1	48.9~52.6	51.2~57.1	54.8~62.5
164.6	50.3~53.9	52.6~58.9	56.7~64.4
167.2	51.7~55.7	54.4~61.2	58.5~66.2

여자는 40% 이상에서 초과체중상태에 있다"고 보고하고 있다.

지금 여기서 말하는 이상체중이라 함은 메트로폴리탄 보험회사가 생명보험 가입자를 수십 년에 걸쳐서 관찰하고 기록한 통계에 의한 것으로, 통계는 가장 병에 걸리지 않고 장수하는 체중이 어느 정도이냐 하는 것을 신장의 높이나 골격의 형태별로 표시하여 이것을 이상 체중으로 정하였는데 전문가들은 이것을 가장 신뢰할 수 있는 통계자료로 보고 있다.

독자 여러분은 이 표와 자신의 신장과 골격에서 자기 체중이 이상적인 체중의 범위에 들어가는지 어떤지를 비교해 보는 것도 좋을 것이다. 그리고 다음의 도표는 최근 미국 국립보건통계센터가 발표한 것으로 20~74세의 남자를 조사한 것인데 '심한 비만자'(동

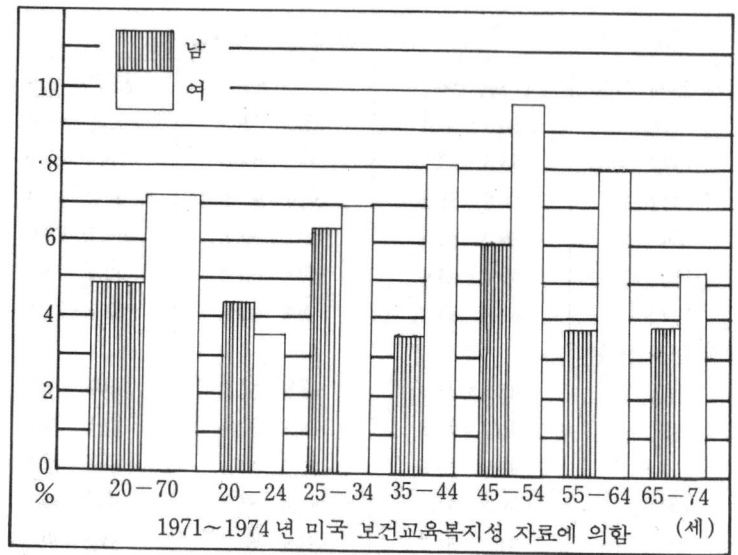

〈도표 11〉 성인의 비만증은 이렇게 많다

1971~1974년 미국 보건교육복지성 자료에 의함

센터의 정의에 의하면 이상체중에서 37% 이상 초과한 비만자를 말함)가 얼마나 많이 있는가를 나타내고 있으며, 특히 성인병에 가장 직접적인 표적이 되는 45~54세 사람들의 비율이 높다는 것은 특히 충격적이다. 이 도표에 따르면 이 연령층에서는 남자의 6.1%, 여자의 9.7%의 사람이 '심한 비만자'이다. 그러니 비만은 얼마나 불건강한 것이며 질병에 잘 걸리기 쉬운 것인가를 말해 주고 있다.

카힐 박사가 공개한 통계자료

미국 보스턴 조슬린연구소 카힐 박사는 영양문제위원회에서 다음과 같이 통계자료를 인용하여 증언하였다. 즉 이상체중보다 30% 이상 체중이 초과한 사람은 당뇨병에 있어서는 남녀 다 같이 4배 가까이나 걸리기 쉬우며(남자 3.83배, 여자 3.72배), 담석증에 있어서는 남자 2.06배, 여자 2.84배나 걸리기 쉽다. 그리고 심장병·신장병은 남자 1.49배, 여자 1.77배가 더 걸리기 쉽다는 것이다.

이상에서 보듯이 살이 찐다는 것은 사람에게 아무런 좋은 점이 없으며 비만의 정도가 높아질수록 그에 따라 생명의 위험도도 역시 높아진다. 밀워키에 있는 체중감량클럽 회원 7만 3천 명의 비만자들을 대상으로 한 조사에서는 25~34세까지의 여성으로서 비만도가 약 5%에 이르는 사람에게는 담석증 발작의 경험자가 6%이고, 비만도가 50%인 사람은 담석증 발작의 경험자가 12%였고, 비만도가 50% 이상인 사람에게는 18%로 나타났다. 그리고 어느 연령층의 사람이라도 남녀 구별 없이 비만도의 상승과 담석률의 상승은 완전히 일치한다. 그래서 옛날부터 담석증은 부자병이라고 했으며 생활이 가난해져 소박한 식사로 돌아가면 자연히 낫는 수가 있다.

비만자는 심장발작으로 급사하는 율이 높다

비만은 당뇨병의 최대의 원인이 되고 있다고 한다. 그리고 비만도가 높을수록 당뇨병에 걸리는 비율도 높아진다. 다음의 도표는 밀워키의 체중감량클럽 회원 7만 3천 명에 대해 조사한 통계이다. 비만도가 제일 낮은 그룹은 50~59세라도 100명 중에 당뇨병 환

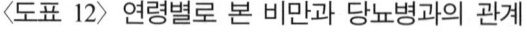

〈도표 12〉 연령별로 본 비만과 당뇨병과의 관계

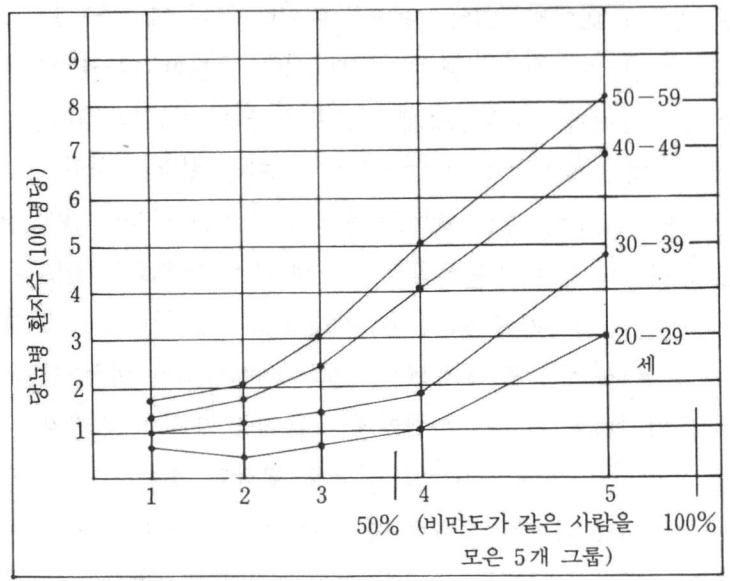

자는 2명 미만으로 나타났다. 여기에 비해 비만도가 50%를 넘었을 때에는 4배 이상인 8명이나 되었다. 그래서 어느 연령층에서도 비만도의 상승은 당뇨병의 상승과 정비례하고 있다는 사실을 알 수 있다.

비만은 또한 심장병의 위험도를 높여주기도 한다. 어른들의 심장병의 원인은 대부분 동맥경화로 인한 것인데, 동맥경화를 촉진시키는 위험인자에는 혈중 콜레스테롤 외에도 고혈압이 있다. 그런데 비만은 콜레스테롤치를 높여줄 뿐만 아니라 고혈압과도 직결되어 있다. 또한 비만자에는 담석증이 많은데 구미제국의 담석증은 콜레스테롤이 엉켜서 생기는 유형의 담석이 원인이다. 따라서 비만자는 혈중 콜레스테롤치가 높으므로 담석증에도 걸리기 쉽다

함은 전술한 바와 같다.

그러므로 비만은 높은 콜레스테롤, 높은 혈압 그리고 심장병이나 담석증 등이 똘똘 뭉쳐서 하나의 사슬을 이루고 있는 상태이다. 이로써 비만→고콜레스테롤 및 고혈압→심장병의 증가라고 하는 도식이 성립하는 것을 알 수 있는데, 이와 같은 사실은 심장병으로서는 세계에서 가장 유명한 조사인 후래밍햄조사(미국 매사추세츠주의 후래밍햄 마을의 주민을 대상으로 수십 년 전부터 지금까지 계속하고 있는 심장병에 관한 지속적인 추적조사)에서도 꼭 같은 사실이 나타나고 있다. 즉 체중의 증가는 혈중 콜레스테롤이나 중성지방을 증가시키고 동시에 혈압도 올린다는 것으로 나타나고 있다. 그리고 다른 조사에서도 모두 이 사실을 뒷받침하고 있다.

네덜란드, 핀란드, 이태리, 그리스 등지에서 공동으로 동맥경화와 비만과의 관계를 조사한 국제심장병조사에 의하면 체중을 10% 빼면 콜레스테롤은 1dl당 11mg씩 내리고 혈압도 제법 내리는데, 그 반대로 체중이 증가하면 혈압도 올라간다는 것이다. 북유럽에서 6만 3천 명을 대상으로 한 조사에 의하면 체중이 10kg씩 증가할 때마다 혈압은 수은주로 2~3mm(Hg)씩 상승한다고 한다. 이와 같은 통계에서 체중의 증감이 심장병사의 증감을 얼마나 좌우하는가를 짐작은 할 수 있지만 숫자적으로 명확하게 알아내기란 매우 어려운 일이다. 그러나 스탬러 박사가 시카고에서 100개 사업체 종업원을 대상으로 계속하고 있는 심장병퇴치작전과 영양문제위원회에서의 고토 박사의 (콜레스테롤을 5% 감소시키면 심장병사는 8% 감소된다는) 증언 등을 통해 보면 어느 정도의 확실성은 짐작이 된다.

　이와 같은 통계로 볼 때, 체중을 10% 빼면 심장병사도 같은 정도로 감소될 것이라는 것은 누구도 추측할 수 있는 예상이다. 또 후래밍햄조사에서는 비만자가 심장병 발작을 일으켰을 때는 비만이 아닌 자에 비해 급사하는 율도 높다고 한다.

　심장병 발작을 일으켜서 몇 시간 내에 사망하는 급사는 3분의 1 정도이고 발작 후 몇 년이고 생존하는 사람도 적지 않지만 비만자의 경우에는 심장병 발작 때 생존률이 매우 낮다는 것이다.

살이 찐 장수자는 거의 없다고 술회하는 리프 교수

　카힐 박사는 비만이 신장병을 일으키는 이유 중 하나를 "체내에 지방이 지나치게 많아지면 신장의 기능이 제대로 발휘되지 못하기 때문"이라고 한다. 동물실험에서 신장의 기능과 관련하는 뇌의 일부를 손상시키면 비만자가 가진 신장병과 닮은 증상(단백뇨 따위)을 일으킨다고 한다. 그리고 살이 찐 신장질환자의 체중을 감소시키면 오줌 속의 단백질의 방출량도 감소하는 사실을 볼 때, 그 원인은 동물실험에서 보는 바와 같이 체내의 지방이 신장의 기능을 방해하여 제 구실을 못하게 한다는 사실을 짐작할 수 있다.

　비만자가 지니고 있는 직접적인 부담의 주된 것은 심장병, 당뇨병, 신장병 등이지만, 이 밖에도 비만자는 심장~폐의 효율성도 매우 나쁜 것으로 나타난다. 예를 들면 살이 찐 사람은 같은 양의 혈액이나 산소라도 자신의 심장이나 폐를 움직이게 하는데 많이 소비하게 마련이다. 즉 100의 산소를 호흡으로 얻었을 경우 여윈 사람은 그 중의 95를 몸의 다른 부분에 돌릴 수 있지만 살이 찐 사람은 돌릴 수 있는 여유가 90 정도밖에 되지 못하고 나머지는 폐 자체를 움직이는 데 쓰지 않으면 안 되기 때문에 비만자의 심장이나 폐의 효율성이 좋지 않다는 것이다.

아무튼 비만자는 여러 가지로 쓸데없는 부담을 지니고 있는 것은 사실이며, 그렇기 때문에 뚜렷한 병에 걸리지 않더라도 수명이 짧다는 것이다.

장수하는 사람을 보면 대개 보통 키에 보통 몸집에 대체로 야윈 형의 사람들이다. 세계의 장수지역을 두루 조사하고 일본의 장수촌도 조사한 바 있는 리프 교수(하버드대학 의학부 교수, 『백세의 의학』, 『세계의 장수촌』의 저자)는 전세계의 장수자들을 만났는데 살이 찐 장수자를 만난 것은 전세계에서 단 한 사람뿐이었다고 말하면서 이것은 예외 중의 예외였다고 서술하고 있다. 요컨대 비만자는 비만 그것만으로도 수명을 단축하고 있다는 것이다.

비만자가 뚜렷한 병에 걸리지 않더라도 장수하지 못하는 이유에 대해 카힐 박사는 영양문제위원회에서 다음과 같이 증언하고 있다. "50세의 남자로서 신장 179cm, 체중 77kg의 이상체중자는 향후 25년은 살 수 있다. 그러나 만약에 체중이 60% 불었다고 하면 18년 이상은 살 수 없게 될 것이다."

이것은 당뇨병, 심장병 등 비만자에게 많은 그러한 병에 걸리지 않았다고 해도 결과는 마찬가지라고 한다. 비만자는 병에 걸리면 그저 걸렸다는 그것만으로도 빨리 죽는다고 하며, 또 병에 걸리지 않아도 빨리 죽는다고 한다. 그 좋은 예로서 일본 스모선수들의 평균수명이 50대 중반이라는 사실을 보면 알 수 있는 것이다.

미국·영국의 중요 보험회사가 발표한 비만자의 위험도

그렇다면 비만자는 얼마만큼 불리한 위치에 놓여 있는가. 질병에 걸린 경우나 걸리지 않은 경우를 막론하고 다음과 같은 종합적인 통계가 나와 있다. 이것은 미국과 영국의 중요 보험회사의 자료를 전부 수집해서 분석평가한 영국왕립의학조사회의 사회의학부의 통계자료인데 그 요점은 다음과 같다.

1) 어느 연령층을 보더라도 비만자의 사망률은 높고,
2) 30세 이후에 있어서의 그 위험은 20년 동안 계속해서 차츰 더 높아진다. 그리고 난 다음에는 다소 수그러든다.
3) 위험의 비율은 비만의 비율과 비례한다.
4) 고혈압이면서도 또한 집안에 심장병 환자가 있는 자(즉 심장병 가족성인자를 가지고 있는 사람)의 경우는 더욱더 위험도가 높다.
5) 비만자가 심장병이나 신장병으로서 사망하는 율은 5% 높다. 또 그 위에 당뇨병에 걸려 있는 경우 위험은 한층 더 높다.
6) 50~60세에서 보험에 가입한 경우는 보험정책상으로 보아 비만자이건 아니건 큰 차이는 없다. 그러나 15~34세에서 가입한 자의 경우는 대단한 차이가 있다.

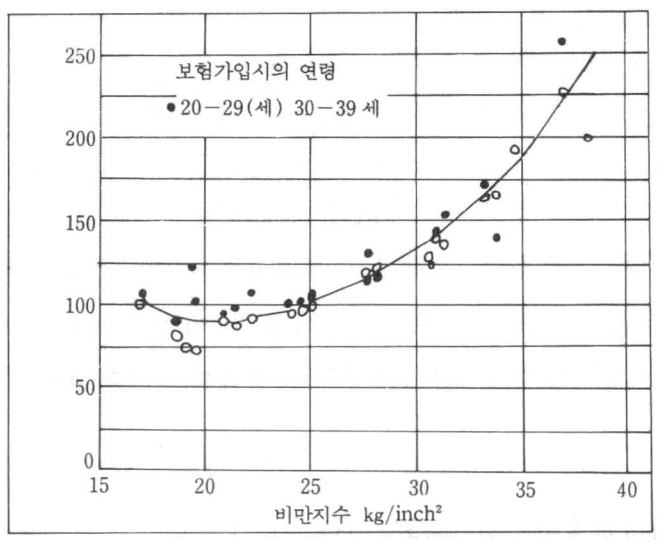

〈도표 13〉 비만도가 증가하면 사망률도 높아진다

　상술한 항목 6은 거꾸로 생각하면 "죽을 만한 비만자는 벌써 다 죽고 없어졌으니 보험회사로서는 손해볼 것이 없다"는 말이다.

　위의 도표는 '체격과 고혈압의 상호관계'로서 미국이 보험회사에서 조사발표한 것인데 비만도가 상승하면 사망률도 상승한다고 하는 관계가 잘 표시되어 있다.

　또한 이 도표는 비만도 25% 정도에서 급격히 상승한다는 사실도 나타내고 있다. 비만이란 이렇게 불리한 죽음에의 통과중임에도 불구하고 증가일로에 처해 있는 게 선진국들의 고민거리이다.

　40~49세에서 20% 이상 초과체중자가 남자는 3%, 여자는 40%나 되는 곳이 미국이지만, 1960년경까지는 이렇지 않았고 또 남녀 합해서도 10% 이하였다고 영양문제위원회는 지적하고 있다. 영양문제위원회의 보고서에는 "비만방지산업이 100억 달러의 사업으로

성장하고 있다"고 꼬집는 의원들의 씁쓸한 발언도 기록되어 있다.

그건 그렇고 도대체 선진국들은 왜 이렇게 되었을까?

원인은 한마디로 말해서 선진국들의 식사내용이 너무나 비자연적인 것으로 변천해 버렸기 때문이라고 결론지을 수 있겠다. 영양문제위원회에서는 슈퍼마켓에서 사온 먹이로 쥐를 사육했더니 비만해지더라는 실험보고로 위원들의 쓴웃음을 자아내게 했다.

슈퍼마켓에서 파는 음식물은 비자연적인 것이기 때문에 쥐의 생리를 뒤틀리게 하고 있으며, 이와 같은 사실은 우리도 쥐와 마찬가지 꼴이 되어가고 있다는 것으로 경각심을 자아내게 한다.

혈압자동측정기가 놓여져 있는 슈퍼마켓

영양문제위원회에 의하면 미국에는 2천 7백만 명이 고혈압이라고 한다. 고혈압은 콜레스테롤, 흡연 등과 함께 심장병의 3대 위험인자의 하나이다. 혈압이 높으면 혈중 콜레스테롤이나 중성지방 등이 혈관 내벽에 침착하여 동맥경화증의 과정을 진행시킨다.

뿐만 아니라 고혈압은 이 밖에도 많은 병의 원인이 된다. 비만과 고혈압은 마치 형제와도 같은 것이어서 비만증이 많은 미국에는 고혈압 역시 많다고 하는 것은 당연한 일이 아니겠는가.

미국 심폐혈관연구소에 설치된 고혈압 전문연구위원회에서는 1967년까지의 고혈압에 의한 경제적 손실액을 추정하여 영양문제위원회에 제출했는데, 그것에 따르면 손실이 26억 5천여만 달러였다고 한다. 직접 · 간접의료비 외에 조기사망으로 인한 노동력의 손실도 포함된 것이다. 이 중 직접적인 의료비만 하더라도 약 90억 달러이고 1976년 당시(영양문제위원회의 활동기간)에는 이것이 약 2배로 불어났을 것으로 추정했다.

이와 같은 고혈압도 역시 비만을 불러일으키는 '풍성한 식탁'에서 비롯되며 동시에 지나치게 소금(엄밀하게 말하자면 나트륨의 양)을 많이 섭취하는 것도 커다란 원인이 되고 있다. 그래서 영양문제위원회는 「미국인의 식생활 지침」에서 1일 소금 섭취량을 3g으로 줄이라고 국민들에게 호소하고 있는 실정이다.

여기서 한 가지 재미있는 광경을 보기로 하자.

사실은 재미있다기보다는 을씨년스런 광경이겠지만, 언젠가는 독자들이 살고 있는 우리나라에도 일어날 가능성이 다분한 그런 광경이다. 미국은 과연 기계문명이 찬란하게 꽃핀 나라로 의사선생님도 로봇화되어 자동판매기처럼 그렇게 되어 있다. 혈압자동측정장치가 슈퍼마켓 입구에 자동판매기와 나란히 놓여져 있어 쇼핑하러 온 주부들이 동전을 넣고 자기 혈압을 재어보고 있다. "어머나 또 올라갔네" 하면서 이맛살을 찌푸리기도 하며, 혹은 "내렸다, 내렸어!" 하고 기뻐하기도 한다. 말하자면 의사선생님을 자동판매하는 꼴이 된 광경으로 반건강인의 나라 미국의 한 단면을 보여주는 것 같다.

당뇨병의 혁명적 치료식을 고안한 트로웰 박사의 가설

영국의 트로웰 박사가 당시의 식민지 우간다 총독의 고문으로서 아프리카로 건너간 것은 1929년의 일이었다. 그는 그 후 30여 년 간을 아프리카에서 일해 왔는데, 그 경험을 살려서 풍부하고 유익한 통계를 영양문제위원회에 제출함과 동시에 증언에도 나섰다. 또 그가 1970년대 초에 발표한 '당뇨병섬유질결핍설'은 현재 과학적으로 정설로 인정되어 이것이 당뇨병의 혁명적 치료식을 낳은 계기가 되었다.

트로웰 박사는 우간다에서 많은 흑인들을 진료하던 중 재임 26년 만에 이곳에서 처음으로 고혈압 환자를 만났는데, 이 환자는 흑인이었지만 우간다 고등법원 판사로 구미인과 같은 식생활을 하였던, 우간다에서는 예외적인 사람이었던 것이다. 트로웰 박사에 의하면 우간다의 150만 인구 중 고혈압 환자는 한 명도 없었다고 해도 과언이 아니라고 했다.

염분의 섭취가 많아진 것도 선진국의 특징인데, 소금은 설탕과 함께 맛을 좋게 하는 데에는 가장 손쉬운 조미료이며 가공식품에는 약방의 감초격으로 많이 첨가되고 있다. 인스턴트 라면은 한 봉지에 약 5~6g의 소금이 들어 있다. 가공식품에는 사실상 소금 자체보다 각종 나트륨염인 식품첨가물이 들어 있으므로 짠맛과는 별개로 소금성분이 많이 들어 있는 셈이 된다. 소량의 소금은 몸에 유익하고 필요하지만, 사람이 하루에 필요로 하는 소금의 양은 이미 식품에 자연적으로 포함되어 있는 것이므로 원칙적으로는 별도로 간을 맞출 필요가 없는 것이다. 하루에 먹는 음식물 재료 속에 이미 약 3~4g의 소금성분이 들어 있다는 것이다. 미국 농무성의 통계를 보면 육류가공식품인 베이컨, 소시지 등에는 염분의 양이 본래 고기 속에 든 양의 6~60배, 빵 같은 곡물가공식품에는 원곡류의 100배나 들어 있다는 것이다. 이것은 가공식품의 나쁜 단면을 보여주고 있다.

육식만 하고 야채가 적은 식사를 하고 있으면 혈액의 점조도(粘粗度)가 높아져 혈액의 흐름이 지장을 받게 되므로 이것을 만회하기 위하여 혈압을 높이게 되는 것이다.

섬유질 부족은 당뇨병을 격증시킨다

영양문제위원회에서 많은 권위자들은 당뇨병 문제에 대해 옛날의 좋았던 시대를 회상하듯이 이런 말들을 하였다. "제1, 2차 세계대전 중의 유럽은 어떤 의미에서 볼 때 건강한 유럽이었다."

영양문제위원회의 당뇨병문제의 조사에는 영국 학자들도 몇 명 출석하고 있었는데 당뇨병문제로 가장 주목할 만한 공헌을 한 것은 바로 영국 학자들이었다. 지금 당뇨병의 혁명적 치료식을 바다 건너까지 보급하고 있는, '섬유질이 풍부한 곡류를 주로 한 식사'의 창안자인 트로웰 박사 등 영국 학자들도 옛날이 그리운 듯 "그 당시는 영국도 역시 건강했는데……" 하고 회상한다.

왜 당뇨병 권위자들은 입을 모아 이렇게 말하고 있는가. 흔히들 당뇨병은 사치병이라고 하여 나라나 사회의 영양상태가 좋아지면 늘어나는 병이라고 한다. 전쟁중에 유럽은 당연히 식량사정이 악화되었고 그렇게 되다보니 당뇨병이 어느 나라에서나 감소되었던 것이다. 그러나 전쟁이 끝나고 식량사정이 호전되자 또다시 증가하는 현상을 되풀이해 왔다.

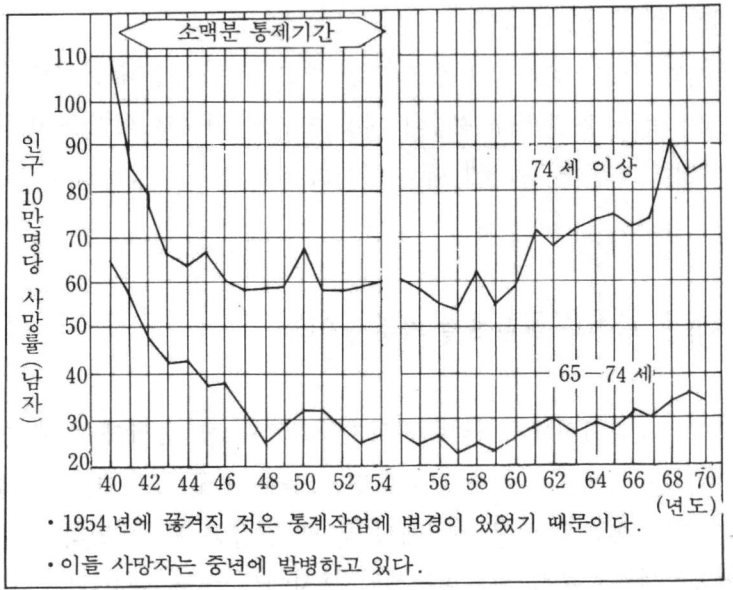

〈도표 14〉 영국의 식량사정과 당뇨병과의 관계

• 1954년에 끊겨진 것은 통계작업에 변경이 있었기 때문이다.
• 이들 사망자는 중년에 발병하고 있다.

영양문제위원회는 현재 미국에는 500만 명의 당뇨병 환자가 있다고 하는데, 40세 이후의 국민으로 한정해서 본다면 8명 중 1명 꼴로 당뇨병 환자가 있는 셈이다.

1935년에는 인구 1천 명당 4명 정도였던 당뇨병의 사망자가 지금에 와서는 25명 전후라는 숫자이니 실로 6배 이상이나 늘어났으며 유럽 각국의 당뇨병 환자 수도 대단한 것이다. 그래서 이 방면의 권위자들이 옛날 좋은 시대를 그리워하는 것은 조금도 이상한 것이 아니다.

그렇다면 왜 이처럼 당뇨병이 많아졌는가, 제2차 세계대전 후 식량사정이 점점 좋아졌기 때문이라면 그만이지만, 그것만으로는 지금의 선진국의 식생활과 당뇨병의 관계를 이해하였다고는 볼 수 없다. 왜냐하면 거기에는 제1차 세계대전 직후는 물론 제2차 세계대전 직후를 비교해 보아도 다소 다른 요소가 포함되어 있는 것 같은 인상을 주기 때문이다. 그것은 어찌되었든 간에 당뇨병의 최대원인은 비만이며 표준치보다 30%나 체중이 초과한 사람은 당뇨병에 걸릴 가능성이 4배나 된다고 하는 말은 비만을 설명할 때 이미 언급했다. 그러니 나라 전체가 비만국이 되어버린 듯한 선진국에서 당뇨병이 불어나는 것은 당연하다고 하겠다.

그럼 왜 비만하면 당뇨병에 걸리기 쉬운가. 이제 그 이유를 설명하고 동시에 선진국의 식사가 왜 당뇨병을 일으키기 쉬운지에 대해서 설명하겠다. 그에 앞서 당뇨병의 정체부터 알아보기로 하자.

당뇨병이 식사의 잘못에 기인한다는 사실은 과학적으로 입증되었다

당뇨병은 한마디로 인슐린(췌장의 베타세포에서 분비되는 호르몬으로 혈액 중의 포도당을 세포 내로 보내는 일을 돕는다)의 작용 부족으로 인한 만성퇴행성질환으로서, 인슐린의 양 자체가 부족하거나 또는 인슐린의 작용이 불충분하여 생기는 현상이다.

혈액 속에는 포도당이 녹아 있는데, 이것은 에너지로 변환되어야 하므로 세포 속에 있는 미토콘드리아라는 에너지 생산공장에 운반되기 위해 우선 세포막을 통해 세포 속으로 들어가야 한다. 인슐린은 그 일을 맡아서 도와주는 작용을 한다.

그래서 인슐린의 양 자체가 부족하거나 또는 그 활동이 불충분하게 되면 포도당이 세포 내에 잘 흡수되지 않는다. 이렇게 되면 혈액 속에는 포도당이 지나치게 남아돌아 혈당치(혈액 속의 당분의 농도값)가 높아지며, 어느 일정한 수준(1dl의 혈액 속에 180mg 이상)을 넘으면 신장을 통해 오줌으로 배설된다. 이것이 당뇨인 것이다.

그러므로 당뇨병이란 인슐린이나 그것을 분비하는 췌장의 활동 등에 문제가 있는 병인 것이다. 물론 인슐린 외에도 문제는 있다. 그것에 대해서는 구체적으로 설명하게 될 것이다.

당뇨병이라는 병명만 보아서는 몸 속에 남아도는 당분이 나온다는 것으로 이해되어 영양소 중에서도 전분질에만 문제가 있는 것처럼 오해를 받는 일이 많다. 옛날에는 전문가들도 그렇게 오해하고들 있었으나 지금은 그 외의 영양소라 할지라도 과잉섭취되면 역시 췌장에 부담을 주게 되어 당뇨병의 원인이 된다는 것을 알게 되었다. 요컨대 칼로리를 지나치게 섭취하는 것은 당뇨병의 가장 큰 적이다.

세계대전 중 유럽에 당뇨병이 적었다고 하는 것은 다소 부족한 느낌이 들 정도의 영양섭취가 오히려 좋은 결과를 가져왔다는 의미로 받아들여도 좋은 것이다. 그러나 단순히 이유가 그것뿐이었을까? 확실히 지금 선진국의 식사는 지방질이나 설탕이 많다. 이것이 칼로리 과잉이라든가 비만증을 유도하는 주역임에 틀림없다. 또한 설탕소비가 많아지면 당뇨병이 불어나는 것은 통계적으로도 확인된 사실이다.

하지만 설탕이나 지방 등은 비만이나 당뇨병의 원인을 유도하는 데만 그치는 것이 아니라, 그것 자체로서도 당뇨병을 유발하고 있다고 알려졌다. 그리고 동시에 당뇨병과 식사의 관계가 더욱 상세히 알려지고 있는데, 영국 학자들은 제2차 세계대전 전후 영국의 당뇨병 동태 그 자체를 하나의 큰 실험재료로 하여 다음과 같은 보고를 영양문제위원회에 제출하고 있다.

당뇨병 감소의 배경에는 항상 섬유질의 증가가 있었다

영국에 있어서 당뇨병은 1940년까지는 계속 불어나고 있었으나 1941년부터 급격히 줄기 시작하여 1957년까지 그 경향이 계속되었다. 이 기간 동안 당뇨병으로 인한 사망자는 남녀 공히 전체 연령층을 통하여 55% 정도 줄었다.

그러면 그 당시 영국의 식량사정은 어떠했는가? 확실히 전시에는 설탕과 지방이 그 어느 때보다 귀하고 부족했다. 그 부족분을 영국에서는 곡물로 충당했다. 당연히 칼로리가 전쟁 전보다 부족했으며, 이러한 이유들이 당뇨병을 감소시키는 데 큰 역할을 했던 것 같다. 하지만 1940~1957년 동안의 식량사정을 좀더 자세히 살펴보면 전혀 다른 측면도 있음을 알 수 있다. 이것은 대단히 중요한 사실로서, 1941년부터 소맥분의 정맥도가 통제되었다고 하는 점이다.

그전까지는 소맥을 제분할 때 70%만 소맥분으로 하고 나머지 30%는 가축의 사료로 썼다. 그러나 전쟁 동안 식량이 부족되자 영국정부는 도정제도를 통제하여 70%만을 소맥분으로 하던 것을 85~90%로 정했던 것이다. 즉 쌀로 말하면 5분도 내지는 3분도로 찧으라고 하는 것과 같은 이치다. 이 결과 소맥분 속의 섬유질이 증가되어 영국사람들은 섬유질이 많은 빵을 먹게 되었으며, 이 통제는 전후인 1957년까지 계속되었다. 전쟁 전이나 1958년 이후의 소맥분 100g 속에는 섬유질이 0.1g 전후의 소량이었으나 통제기간 중에는 0.4~20.7g으로 몇 배나 더 많았던 것이다.

전쟁중에는 설탕이나 지방분이 평상시보다 줄고 또한 칼로리가 줄었으므로 당뇨병이 줄어들었을 테지만 트로웰 박사는 당뇨병이 줄어든 가장 큰 원인을 무엇보다도 섬유질의 증가에 두었다.

"1940년에는 설탕 소비량이 27% 줄었다. 그러나 당뇨병은 줄지 않았다. 반대로 1953년에는 설탕 소비량이 전쟁중의 수준을 넘을 정도로 되었는데도 당뇨병은 계속 줄어들고 있었다. 당뇨병에 가장 좋지 않다고 하는 지방질이나 칼로리도 1949년 이후로는 계속 전쟁중의 수준을 초과했음에도 불구하고 당뇨병은 계속 감퇴되고 있었다."

트로웰 박사에 따르면 전쟁중에 당뇨병이 감소된 이면에는 어느 나라를 막론하고 섬유질의 증가가 있었다는 것이다. 평화시에는 소맥분의 정맥도가 70%였던 것이 제1, 2차 세계대전시에는 어느 나라를 막론하고 식량 부족을 메우기 위해 정맥도를 80~90%로 했는데, 제1차 세계대전 중 캐나다에서는 정맥도가 80%였고 북유럽제국은 90%였다고 한다.

당뇨병은 병 자체가 너무나 복잡성을 띠고 있기 때문에 이 정도의 설명으로는 충분히 이해가 되지 않으리라고 생각된다. 하지만 다시 요약해 보면 다음과 같다.

격증하는 당뇨병의 원인을 지적한 위니코프 박사

설탕이거나 지방이거나 지나치게 많은 칼로리는 나쁘지만, 이보다 더 나쁜 것은 섬유질의 부족이다. 반대로 말한다면 섬유질만 충분히 섭취된다면 설탕이나 지방의 해는 상당히 소멸시킬 수 있으므로, 당뇨병이란 근본적으로 섬유질 부족병이라 해도 과언이 아닐 것이다. 또 제2차 세계대전 후 1949년부터 회복하기 시작한 영국의 식량사정이 만약 회복되지 않았다고 한다면, 1957년까지 계속된 소맥분 통제가 계속되었다면 영국의 당뇨병은 더욱 감소되었을 것이라고 말할 수 있다.

위니코프 박사는 과거 수십 년 동안 미국의 식생활 양식의 변화를 요약해서 영양문제위원회에서 "지방과 설탕의 증가 그리고 섬유질의 감소는 다른 병도 증가시켰지만, 특히 당뇨병을 증가시키는 요인이 되었다"라고 보고하였다.

현대 문명선진국의 식사는 설탕과 지방이 많은 데다가 섬유질은 제2차 세계대전 전보다 많이 감소되어 있다. 이것이 곧 당뇨병을 사상 유례 없이 증가시킨 가장 중요한 원인이라 해도 무방하다.

미국에서는 4명에 1명꼴이 저혈당증이라고 하는 것은 앞서 말했던 신병모집의 신체검사 결과에서도 추정할 수 있고, 또 저혈당증이 당뇨병의 전구증상이라고 하는 것도 언급한 바 있었다.

저혈당이 그와는 정반대현상인 고혈당을 수반하는 당뇨병의 전구증상이라고 하는 것은 얼핏 생각하면 이해하기 어려울 것이다. 그러나 전구증상이 있는 사람이 국민의 25%나 있는 나라에서 당뇨병이 늘어나는 것은 이상할 것이 하나도 없다. 얼핏 보기에 반대 관계인 것같이 보이는 저혈당증과 당뇨병은 사실은 사촌간이나 다름없고 또한 설탕이 그 양자에게 모두 똑같은 원인이 되는 이유도 섬유질의 연구에서 밝혀졌다.

저혈당증은 당뇨병의 경우와는 반대로 혈액 중의 당분(포도당)의 양이 지나치게 낮아지는 병인데, 그러한 현상은 인슐린이 한꺼번에 지나치게 분비되어 버리기 때문에 일어나는 것이다.

설탕이나 흰밀가루 그리고 백미 등의 정백가공식품은 소화흡수의 속도가 빠르게 이루어져, 장점막에서의 흡수가 일시에 빨리 되므로 당분이 한꺼번에 혈액 속으로 흘러 들어간다. 그러므로 그 속도에 맞추어 췌장의 랑게르한스섬에 있는 베타세포에서는 혈액 중에 갑자기 불어난 당분을 처리하기 위해서 한꺼번에 인슐린을 쏟아내기 마련이다. 인슐린은 혈액 중의 당분을 세포 안으로 밀어넣는 작용을 할 뿐만 아니라 일반적으로 당분의 대사, 지방분의 대사, 단백질의 대사 등에 광범위하게 적용하기도 한다. 인슐린이 한꺼번에 지나치게 나와 혈액 중의 당분을 세포 안에 가두어버리게 되므로 혈액 중에는 갑자기 당분의 농도가 떨어져 결국 저혈당증을 초래하게 되는 것이다.

췌장의 베타세포도 역시 한꺼번에 많은 인슐린을 분비해야 하는 과중한 노동을 해야 한다. 이러한 일이 자주 되풀이 되다보면 췌장의 베타세포는 곧 기능이 쇠퇴되어 정상적으로 필요한 양의 인슐린마저도 만들어내지 못하는 신세가 되고 만다. 이렇게 되면 결국 인슐린의 작용이 부족하게 되고 따라서 당뇨병이 되는 것이다. 설탕, 흰밀가루, 백미 등 정백가공식품은 이러한 진행과정을 통해 저혈당증이나 당뇨병을 유발하게 되는 것이다.

정맥도가 낮은 소맥분이나 통밀가루는 섬유질이 풍부하다. 섬유질은 소화가 잘 되지 않으므로 위장관에서의 당분의 흡수를 느리게 하여 혈액 중에 당분이 서서히 흘러 들어가게 되므로, 췌장의 베타세포도 자연적인 리듬으로 적정량의 인슐린을 만들어내게 되는 것이다.

이렇게 되면 인슐린의 생산공장인 췌장의 베타세포도 과로하지 않아서 기능이 오래도록 건전하게 유지될 것이다.

저혈당증을 유발하는 선진국의 잘못된 식생활

캐나다 토론토대학 교수이며 영국당뇨병학회 회원인 젠킨스 박사는 "섬유질이 있으면 당분을 흡수하는 속도가 췌장의 자연적인 리듬으로 인슐린을 분비하는 속도와 꼭 알맞게 이루어진다"라고 말했다. 결국 소화흡수가 마냥 빠르기만 하면 좋다는 생각은 잘못된 것이다.

다음 도표는 선진국의 식사가 저혈당증을 초래케 한다는 이유를 잘 설명해 주는 실험결과이다. 사과를 어떻게 먹느냐에 따라 혈액 중의 당분의 농도는 영향을 받게 되는데, 1) 그대로 씹어먹는다. 2) 강판에 갈아서 먹는다. 3) 주스로 하여 즙을 마신다. 이렇게 3가지 방법으로 사과를 먹은 후 혈당치나 인슐린의 분비상황을 조사해 본 것이다.

이 실험에 따르면 주스의 경우에는 혈당치가 올라갔다가 갑자기 내려갔다고 한다. 이것은 일시에 갑자기 당분이 체내에 흡수되기

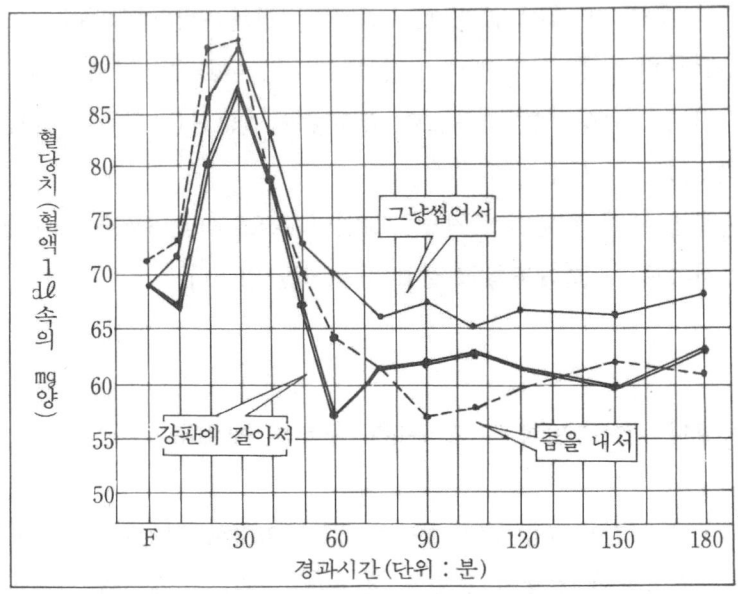

〈도표 15〉 사과를 여러 형태로 먹었을 때의 혈당치의 변화

때문이며 따라서 혈당의 곡선은 기복이 심한 예리한 곡선으로 나타났다.

 곡선은 그대로 씹어먹는 것이 가장 부드러운 완만한 곡선을 나타내고 있다. 이와 같은 사실은 주스는 섬유질이 없기 때문에 설탕이나 흰밀가루와 같이 급격히 올라갔다가 급격히 내려오는 곡선을 나타내는 것이고 그냥 씹어서 먹는 것은 섬유질이 많았다는 것이며, 강판에 갈아서 먹을 경우는 섬유질은 있지만 그것이 부서져 있기 때문에 그냥 씹어먹는 것과 주스로 마시는 것의 중간쯤으로 나타났다. 그러므로 무가당의 과일주스라도 주스는 역시 저혈당증이나 당뇨병을 유도한다는 말이 되겠다.

 아프리카 로데시아대학의 영국인 학자들의 실험결과에는, 지방이나 설탕이 많고 섬유질이 적은 구미적인 식사는 당뇨병에 걸리기 쉬운 체질을 만든다고 명확히 말하고 있다. 아프리카인들에 비해서 동대학의 백인 교수나 백인 학생들의 경우를 보면 체내의 인슐린은 흑인들보다 많이 가지고 있음에도 불구하고 혈당치는 높은 상태이다.

인슐린이 많으면 혈당치가 낮아져야 하는데 그 반대현상이 되어 있다는 것이다. 이것은 백인의 경우 체내에서의 인슐린의 활동이 아주 나쁜 상태에 있음을 의미한다. 그리고 식사를 비교해 보면 백인이 먹는 식사내용에는 지방이나 설탕이 많고 섬유질이 적은 반면, 흑인의 식사에는 전분질이 많았고 따라서 섬유질도 많았다.

백인의 경우에는 인슐린의 활동이 지방에 의해 방해받고 있으므로, 인슐린의 양이 많아도 그 작용이 정상적으로 가동되지 못하고 있다는 것이다. 당뇨병 환자의 경우에도 초기의 비만형의 당뇨병에 있어서는 혈중 인슐린의 농도가 정상인보다 높은 수준이다. 그런데도 당분의 조절이 잘 안 되고 있는 것은 인슐린의 활성을 저해하는 조건이나 반대로 좋게 하는 조건이 존재하기 때문이다. 여기에 관해서는 다음에 구체적으로 설명하겠다.

그리고 인슐린의 양이 많다는 것은 인슐린을 분비하는 췌장의 부담을 더해 주고 차차로 그 기능을 쇠퇴케 하여 종국에는 당뇨병을 쉽게 일으킬 수 있음을 말해 주는 것인데, 말하자면 지나친 인슐린의 분비 → 저혈당 → 당뇨병이란 과정을 밟게 된다는 것이다.

실제적으로 아프리카에서 흑인들에게는 당뇨병이 거의 없고 백인들에게는 많다. 섬유질은 비만을 방지하기 때문에 이러한 의미에서도 당뇨병을 예방하는 요소라고 하겠다.

트로웰 박사는 사막에 사는 쥐를 대상으로 한 실험을 소개하면서 섬유질이 적으면 비만이 된다고 했다. 즉 쥐를 두 개의 그룹으로 나누어 한쪽에는 섬유질이 많은 먹이를, 다른 한쪽에는 섬유질이 없는 먹이를 주었다. 그랬더니 섬유질이 없는 먹이를 먹은 쥐는 비만하게 되고 또한 당뇨병의 경향을 나타내기 시작하였다.

또 그는 "야생동물에게는 비만이란 것이 없는데 그것은 섬유질을 풍부하게 취하고 있기 때문이다. 그러나 동물원의 동물은 비만이 나타나고 있으니 문제는 섬유질에 있다"고 했으며 섬유질은 체내의 불필요한 영양분을 체외로 배출시키기 때문에 비만을 방지한다고 말했다. 선진국의 국민들은 흡사 동물원의 동물과 같이 비만해지고 있다.

커밍스 박사는 "수년 후에는 당뇨병 치료식의 혁명이 일어날 것이다"라고 영양문제위원회에서 예언을 했는데, 이 말은 트로웰 박사 등 영국 학자들의 연구결과를 집대성해서 결론적으로 한 말이다. 미국에는 현재 이 혁명적인 치료식이 벌써 보급되기 시작했다고 하며, 영양문제위원회의 여러 가지 심의 가운데서 당뇨병의 심의는 이러한 뜻에서 커다란 의의를 남기고 있다.

크롬이나 아연 등 미네랄의 부족도 당뇨병 유발의 원인이다

설탕과 지방의 과다섭취와 섬유질의 부족이 저혈당증과 당뇨병을 유발한다는 사실에 대해서 고찰해 왔다. 최근 알려진 바에 의하면 그 밖에도 여러 가지 원인이 발견되고 있는데, 그 중 가장

<도표 16> GTF의 가상화학구조도

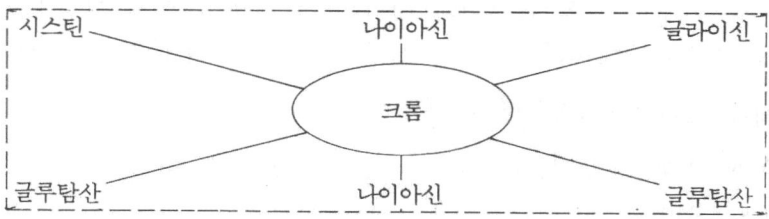

중요한 것은 크롬과 아연 등 미네랄의 부족이다

정백가공식품은 자연식품에 비해 크롬, 아연, 칼슘, 칼륨 등 당뇨병과 밀접한 관계가 있는 미네랄이 현저히 감소되어 있다(선진국에서 미네랄의 섭취가 부족한 이유는 이미 제1장에서 언급된 바 있다. <도표 1> 참조).

아연은 인슐린의 생합성에 절대적으로 필요한 미네랄이고, 칼륨이나 칼슘 등은 인슐린의 분비를 좋게 하는 미네랄이며, 크롬은 인슐린의 활성을 좋게 하여 혈액 중의 당분을 세포 안으로 흡수시키는 데 있어서 인슐린과 공동으로 직접 작용하고 있다는 사실이 최근 발견되었다.

이때 크롬은 미네랄로서 작용하는 것이 아니라, 사람의 간장이나 장내세균에 의해서 내당인자(GTF : Glucose Tolerance Factor)라는 물질로 합성된 다음에 작용한다는 사실도 알게 되었다. GTF는 크롬을 중심으로 하여 그 주위에 비타민B복합체의 하나인 나이아신 그리고 아미노산의 일종인 트립토판, 글라이신, 글루탐산, 시스틴 등이 결합된 화합물이다. GTF의 가상화학구조는 위의 <도표 16>과 같다.

GTF가 인슐린의 작용을 돕는 매커니즘은, GTF가 인슐린 분자를 껴안고 세포막의 표면에 있는 '인슐린수용체'에까지 연결시켜 주는 것으로 이해되고 있다. 간장이나 근육의 세포막 표면에는 인슐린의 존재를 인식하여 포도당의 세포 내 유입을 조절하는 인슐린수용체가 있다. 당뇨병상태가 되면 이 수용체의 수가 적어지거나 수용체에 이상이 생겨 포도당의 세포 내 유입에 장애가 발생한다. GTF는 이러한 경우에 인슐린의 작용을 도와 포도당의 세포 내 유입을 원활하게 하는 작용을 한다.

또한 GTF는 당뇨병의 전구증상인 저혈당증을 해소하는 작용도 한다. 그러므로 비정상적인 고혈당이나 저혈당을 정상으로 고쳐주는 작용을 하는 것이다.

GTF의 생리적 작용은 다양해서 위에서 말한 두 가지 작용 외에도 혈액 중의 콜레스테롤과 트리글리세라이드의 수준을 낮추는 작용도 한다.

최근의 심포지엄에서 콜로라도의과대학의 캔필드 박사는 다음과 같이 말하고 있다. "크롬이 부족한 먹이로 동물을 사육하면 혈당치가 상승하면서 혈중 콜레스테롤치도 상승하고, 동시에 포도당의 내성능도 장애를 받게 된다는 사실은 이제 의심의 여지가 없다. 그런데 이러한 동물의 먹이에 크롬을 첨가시켜 주면, 실험동물들이 전부 정상적으로 되돌아갈 수 있다는 것도 사실로 판명이 되었다."

또 중도적인 성격을 가진 『아메리칸 저널 오브 클리닉 뉴트리션』이라는 임상영양학잡지에는 크롬의 결핍이 동맥경화증과 관상동맥경화로 인한 심장병을 일으키는 중요한 원인의 하나라고 보고되어 있다.

GTF는 또한 수명연장에도 영향을 미치고 있는데, 다트마우스 미량미네랄연구소의 슈뢰더 박사는 "실험동물의 먹이에 크롬(GTF 성분)을 보충했을 때 실험동물의 수명이 연장되었다"고 보고하였다. 그리고 실험쥐들은 오래 살 뿐만 아니라 "놀랄 만한 사실은 죽은 실험동물의 대동맥에 어떠한 동맥경화성의 병변(콜레스테롤의 침착에 의한)도 없었다는 점이다. 그러나 크롬을 먹이에 보충하지 않은 대조군 실험동물의 20% 정도가 대동맥에 콜레스테롤의 침착에 의한 병변을 나타냈다"고 했다.

또한 크롬을 함유한 GTF 화합물은 식이요법을 하는 당뇨병 환자에게는 아주 유익한 제3의 작용을 하고 있음이 밝혀졌다. GTF는 "만복중추의 기능을 적당히 도와줌으로써 '거짓공복감'을 없애주며 감미료에 대한 욕구도 줄여준다"는 것이 바로 그 작용으로써 칼로리의 제한으로 인한 고통을 막아주고 있는 것이다.

또 당뇨병은 정신적인 스트레스에 의해서도 발병한다. 그러므로 스트레스가 많은 현대인의 사회생활구조도 당뇨병을 증가시키는 원인이 될 수 있다.

이럴 때에 칼슘이나 마그네슘과 같은 천연의 트랭퀼라이저는 당뇨병의 유발을 억제하는 데 도움이 될 수 있다. 칼슘과 마그네슘은 신경과 정서를 차분하게 해주며 스트레스에 대한 방어력을 증진시켜 준다. 그러나 현대인의 식생활에서는 특히 칼슘과 마그네슘이 부족하다.

한 걸음 나아가서 당뇨병은 발병의 원인이 있다 해도 그것만으로는 발병하지 않는다고 한다. 이것은 곧 유전적 소질이 있는 사람만이 발병한다는 말이다. 이 소질에 앞서 말한 비만, 과식, 과음,

정신적 스트레스, 병균감염 등의 발병인자가 겹쳐서 당뇨병이 발생하는 것이다.

  그런데 지금 미국인의 22%는 이 유전적 소질을 갖고 있다고 하며 이 숫자는 어느 민족에나 비슷한 정도라 한다. 따라서 한마디로 말하면 5명 중 1명은 유전적 소질을 갖고 있다는 것이다. 그런데 전술한 바와 같이 40세 이상의 미국인은 8명 중 1명꼴로 당뇨병을 갖고 있다고 하니 유전적 소질을 가진 사람의 절반 이상이 이미 발병상태에 있는 것이다.

제 3 장 구미화된 동양인의 식생활이 성인병을 증가시키고 있다

구미화된 식생활이 구미형 질병을 유발한다

구미 스타일의 잘못된 식생활은 구미 선진국을 질병선진국으로 만들고 있다. 그런데 그들의 식생활도 본래는 오늘날과 같은 것이 아니었다. 그것은 지난 반세기간의 과학문명의 눈부신 발전과 풍요로운 경제생활이 낳은 결과이며, 식품의 산업화는 질병의 대량생산으로 의료의 산업화시대를 열었다.

이러한 서구의 부정적 경향이 후발선진국인 일본이나 그리고 개발도상국인 한국에도 옮겨와 지금 폭풍이 불기 시작하는 것이다.

일본의 상황을 보면 식생활의 구미화는 이미 구미사람들이 그랬듯이 벌써 커다란 해독을 낳고 있을 뿐 아니라, 더욱 문제가 되는 것은 세상 사람들이 이 재앙의 씨앗을 보지 못하고 있다는 사실이다. 위기는 그 위기를 인식하지 못하는 무지에 있는 것이다. 그 최대의 원인은 식사는 다만 배고프니까 먹는 것이고 맛을 즐기기 위한 것이며, 아무리 치켜올린다 해도 몸보신 정도에 그친다는 그러한 사고방식이며, 또한 식사와 질병의 관계에 대한 정보가 없는 데서 오는 무관심이다.

　이 책을 쓰는 의도도 바로 그러한 점에 역점을 두려는 것으로 미 상원「영양문제특별위원회 보고서」가 일반에게 공개된 1977년부터 미국사람들의 인식이 매우 달라졌다는 사실이다. 그래서 여기서는 새로운 빛나는 정보의 제공보다는 새로운 인식을 정립하는 데 초점을 두려고 한다. 우리 속담에 "시작이 반"이라는 말이 있다. 만약 우리들이 '식생활이 질병에 미치는 영향'에 관한 충분한 정보를 만천하에 전달하는 데만 성공해도 우리는 이미 일의 절반은 해치운 셈이 되는 것이다.

　뇌졸중, 고혈압, 암, 당뇨병 등의 성인병이 증가추세에 있다는 사실은 누구든지 피부로 느끼고 있는 실정이지만 그것들이 세균성 질환과는 달리 식생활의 잘못에 원인이 있다는 사실에 대해서는 무관심한 편이다. 그렇기 때문에 독한 약을 팔고 있는 약국이나 병원은 항상 문전성시를 이루고 있으며 제약재벌은 허리통이 불어만 가는 것이다.

　그래서 여기서는 여태껏 구미선진국의 식생활의 잘못을 보아왔듯이 동양인, 즉 이웃나라인 일본의 식생활양식을 분석 평가함으로써 우리들의 식생활혁명에 새 바람을 불어넣고자 하는 것이다. 일본을 예로 드는 것은 두 가지 이유에서인데 하나는 일본이 서구제국과 우리나라의 중간쯤 되는 공업화과정을 밟았고, 공장굴뚝이 우리보다 먼저 섰으므로 경험의 축적이 있기 때문이며, 또 하나는 조사자료가 우리와 견줄 수 없을 정도로 풍부하다는 사실에서다.

일본의 식생활이 구미화의 길을 걷게 된 것은 한국전쟁으로 일본의 경제가 고도성장의 문턱을 밟기 시작한 1955년경부터였다. 그때와 지금을 비교해 보면 동물성식품이 급증한 데에 놀라지 않을 수 없다. 우유나 버터 등의 유제품은 9배로 늘어나고 쇠고기 등의 육류, 난류(卵類), 유지류도 대략 5배 전후로 늘어나고 있다.

칼로리의 24%를 설탕에서 취하고 있다는 미국의 실정을 보고 놀랐을 것이다. 그러나 이웃나라 일본도 그에 못지않은 설탕소비국이다. 그 설탕소비가 현대적 식생활에 커다란 특징을 잘 보여주고 있는 점도 구미선진국과 꼭 같다고 할 수 있다.

영양문제위원회에서도 소비자 개개인이 쓰는 양에 있어서는 개인들이 조절할 수 있지만 각 개인이 조절할 수 없는 양(즉, 가공식품이나 청량음료 등에 포함되어 있는 설탕의 양)을 문제로 삼고 있는데, 그것은 미국인이라 할지라도 설마 칼로리의 24%나 되는 엄청난 양의 설탕을 그냥 먹고 있는 것이 아니라, 가공식품 등 거의 '보이지 않는 설탕'으로 그들도 모르는 사이에 원하든 원치 않든 간에 먹게 되는 것이다.

고도경제성장으로 구미인을 닮아간 일본인의 식생활

일본 후생성의 국민영양조사에 의하면 1955년 이후 줄곧 일본인은 하루에 15g의 설탕을 그대로 먹고 있는 것으로 나타나 있는데, 그렇다면 사실은 이것의 5배나 되는 설탕을 통조림, 청량음료, 빵·과자류 등 여러 가지 형태로 섭취하고 있다는 결론이 나온다.

<도표 17> 영양섭취량의 추이

1인 1일분	1955년	1969년	1979년
총칼로리(Kcal)	2,179	2,193	2,113
식물성단백질(g)	72.6	74.8	78.4
동물성단백질(g)	25.0	29.3	39.4
식물성지방(g)	21.4	39.7	54.8
동물성지방(g)	8.4	17.8	28.7
탄수화물(g)	425.0	380.0	315.0

(일본 후생성 국민영양조사에 의함)

　이러한 계산의 근거는 일본의 설탕소비 중 가정용소비가 5분의 1이고 가공식품이라든가 청량음료 등에 5분의 4가 소비되고 있다는 점에 두었다. 특히 1965년경부터는 청량음료가 폭발적으로 늘어나고 있다. 대략 청량음료에는 13%의 설탕이, 빙과류에는 22% 정도의 설탕이 들어 있다고 한다. 일본은 지금 구미선진국을 바짝 따라잡고 있어 질병선진국이 될 날이 멀지 않았다고 한다. 아시아에서는 단연 선두주자가 되고 있다. 그럼 다음은 어느 나라일까?

　1956년대에는 총칼로리의 78%를 전분질로 취하고 지방질로는 9%, 단백질로는 13%를 취하는 방식의 식생활을 하고 있던 일본인들이 1979년도 일본 후생성 국민영양조사에 의하면, 각각 62%, 23%, 15%로 크게 내용이 변화되어 구미화된 식생활 양식이 되었다. 이러한 급격한 변화는 아무리 보아도 같은 나라의 것이라고는 생각할 수 없을 정도이다. 특히 지방질의 격증과 전분질의 격감은 한눈에 알 수 있을 정도이다. 단백질은 약간 상승된 것 같으나 그 내용면에서는 식물성단백질은 줄고 동물성단백질이 현저히 늘었다.

 지방은 그 총량이 1955~1977년 사이에 하루 21.4~54.8g으로 2.5배 증가했을 뿐만 아니라, 동물성지방은 8.4g에서 28.7g으로 무려 4.4배나 늘었다. 1979년의 식사내용 중에 포함된 전분질의 비율만이라도 주목해 주기 바란다. 영양문제위원회는 전분질(곡류)을 많이 섭취하는 나라가 대체적으로 건강하다고 했다. 그것은 전분질로 칼로리의 65~80%를 섭취하고 있는 나라들을 말하는데 지금의 일본은 그 하한선인 65%보다 더 내려간 상태(62%)임을 알 수 있다.

 여기서 잠깐 멈추고 우리들의 입장을 반성해 보자. 1987년도 한국영양학회 제21차 총회에서 S교수는 "열량섭취에 있어 곡류를 통한 에너지 비율이 아직도 67.9%를 차지하는 불균형상태"이므로 "곡류에의 의존도를 낮추고 동물성식품의 섭취를 높이는 국민의 식생활 개선책이 연구되어야 한다"고 역설했다. 독자들은 뭐가 뭔지 혼동되기 쉬울 것이다. 그 이유는 간단하다. 이러한 사고방식은 낡은 영양학이며 서구선진국의 예속하에 있는 영양학으로 무장된 굳어진 학문에서 나온 것이다. 우리들은 지금 이러한 정보의 독점화에서 해방되어 자유로운 사고를 펼쳐야 할 시점에 서 있는 것이다.

 한편 질병의 종류를 알아보자. 그러니까 구미적인 식생활과 관련되는 질병, 즉 구미형 식원병인 심장병 등의 증가가 눈에 띈다. 또한 뇌졸중, 암, 심장병 등이 3대 사인으로 되어 있는 점도 구미선진국의 그것과 같다. 그러니 일본도 구미선진국의 예를 따라 질병선진국으로 향하여 전진하고 있다는 것이다.

〈도표 18〉 일본인의 식생활의 변화

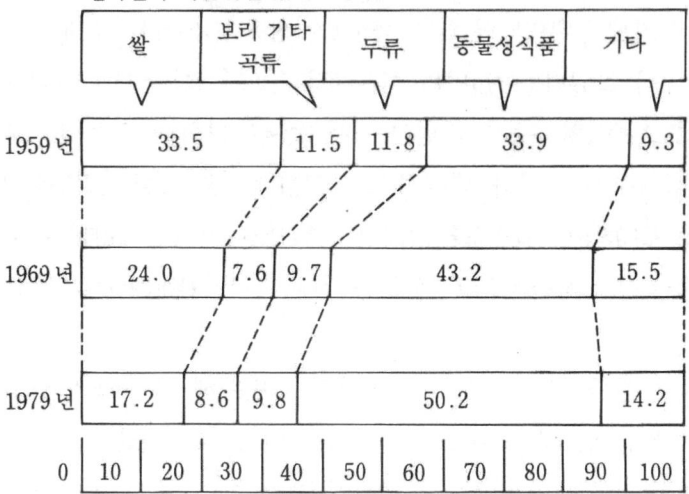

〈도표 19〉 지방의 식품군별 섭취구성(%)

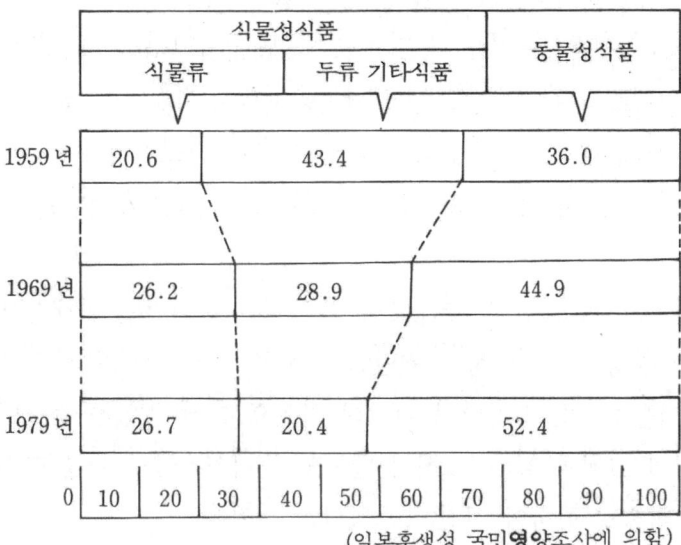

(일본후생성 국민**영양**조사에 의함)

"일본 본토의 일본인도 하와이의 일본인 2세가 되어가고 있다"라고 도후쿠대학의 명예교수이며 장수학 박사로 알려진 곤도 박사는 1965년대에 이미 탄식한 바 있다.

곤도 박사가 하와이의 일본인에 대하여 조사한 것은 1960년의 일이지만 그 당시 하와이에 거주하는 일본인 2세들에게는 구미적인 질병들이 빈발하고 있었으니 그는 1960년 이전의 하와이 2세와 1965년대 후반의 본토에 거주하는 일본인과 비교해서 그렇게 말했던 것이다.

식생활의 구미화가 가져다준 참모습을 잘 알려주는 1960년대에 미국인 학자들이 행한 조사가 있는데, 이 조사는 하와이 일본인회가 경영하는 호놀룰루의 구와기니 병원 등의 협력으로 이루어졌다. 이 조사결과를 보면 하와이에 이주한 1세보다는 2세가 그리고 2세보다는 3세가 이렇게 세대를 거듭할수록 질병의 유형이 일본형에서 구미형으로 변천해 가고 있음을 잘 알 수 있다.

하와이 이주자의 질병 유형이 말해 주는 식생활과 질병과의 관계

1960년대 하와이 일본인의 뇌출혈로 인한 사망률은 인구 10만 명당 62.7명으로 하와이 백인의 44.7명보다 훨씬 높았는데, 이것은 일본 본토와 비슷한 양상이다. 즉 뇌출혈로 인한 사망자가 많은 것은 연령이 높은 1세가 많았기 때문이었고, 1958~1967년 사이에 구와기니 병원에서 시행된 일본인 875명의 해부결과에서도 역시 뇌출혈 62명, 뇌경색 38명으로 뇌출혈 쪽이 많았다. 또 고령자에게 많은 방광염도 일본인이 백인에 비해 남자 2.5배, 여자 2.9배나 많았다. 그러던 것이 점차 심근경색, 유방암, 결장암 등 구미 스타일의 질병들이 본토거주 일본인들보다 점점 많아지고 있다.

1960년에 일본 히로시마에서 리카드 박사가 행한 일본인의 해부결과와 비교해 볼 때 구와기니 병원에서는 심근경색의 사망자가 히로시마보다 비율로 5배 이상이었다. 히로시마에서는 전체 해부자의 3.4%였는데 하와이에서는 18%나 되었다.

유방암도 백인여성 수준으로 많아졌다. 지금은 어떻든간에 과거 1950년대, 1960년대의 일본은 세계적으로 유방암이 적은 나라였다. 그러나 그 당시 벌써 하와이의 일본인 여성은 백인수준으로 높아져 있었고, 39세 이하의 젊은 여성에 있어서는 완전히 백인과 같은 높은 사망률을 나타내고 있었으며, 그들 전부가 하와이 이주민 2, 3세였다고 이 조사는 발표하고 있다.

결장암에 있어서도 지난날의 위암을 대신할 정도로 대장암이 많아졌다. 구와기니 병원에 입원한 일본인으로서 가장 많은 암은 결장암으로 나타났다. 이 외에 전립선암이라든가 폐암과 같은 소위 구미적인 암도 하와이의 일본인에게는 많아졌다. 또 임파조직에 일어나는 종양이나 임파종에서도 본토거주의 일본인에게는 호지킨씨병은 10%가 될까말까 하는데도 하와이의 일본인은 32%나 된다고 이 조사는 발표하고 있다.

결국 이 조사는 하와이의 일본인 2세의 질병이 얼마나 구미적인 것으로 변모되어 가고 있는가를 잘 표현해 주고 있다고 하겠다. 또 "1960년대 히로시마에서의 심근경색 사망자는 전체 사망자의 3.4%인데 비해 하와이의 일본인은 18%였다. 같은 뇌졸중에도 일본형 뇌졸중인 뇌출혈 쪽이 뇌경색보다 당시의 하와이의 일본인에게는 많았다"고 하는 지적도 보고서에는 있다.

그런데 보고서와 지금의 일본을 비교해 보면 심근경색 사망자가 눈에 띌 정도로 늘어났고 또 뇌경색 사망자는 약 72,000명으로 뇌출혈 사망자(약 5,100명)보다 더 많았다(1979년 통계). 다시 말해서 지금 일본의 질병양상은 하와이를 지나서 미국 본토에 가까워지고 있는 셈이다. 곤도 박사가 탄식하던 그 당시보다 지금의 현상은 더욱더 심각해져 있다고 하겠다.

또 어떤 학자의 조사는 하와이 2세 여성의 유방암의 증가도 지적하고 있는데, 지금은 일본 본토에서도 역시 급증하고 있음이 눈에 띌 뿐만 아니라, 발병하는 연령층도 점점 더 젊어지고 있는 실정이다.

트로웰 박사는, 옛날에는 당뇨병이 없던 아프리카에도 1960~1970년대에는 대도시에 큼직한 당뇨병 전문병원이 생기고, 살이 찐 흑인들이 눈에 띄게 많아졌다고 영양문제위원회에서 말하고 있다. 이와 같이 아프리카의 대도시에서 나타나는 현상이 그대로 일본 본토에 지금 일어나고 있다고 하겠다. 구미적인 질병이 증가하고 있는데, 그렇다면 구미적인 질병이란 어떤 것인가, 중요한 것들을 살펴보자.

식도암, 간암, 전립선암 등이 두드러지게 증가되었다

심장병 가운데 동맥경화, 즉 관상동맥경화증으로 일어나는 허혈성심장병의 사망률은 1950년에 비해 1976년경에는 4배나 늘어났다. 1950년 당시 인구 10만 명당 9.9였던 사망률이 1978년에는 39.8이 되고, 사망자수는 44,344명이나 된다.

뇌졸중은 3대 사인의 하나인데, 그 중에 허혈성심장병과 같이 구미식 식생활이 원인이 되어 일어나는 뇌경색의 사망자는 71,862명(1979년)으로 1951년의 3,425명에 비하면 실로 21배, 인구 10만 명당 사망률도 약 8배로 늘어나 32 전후의 숫자가 된다.

암에도 역시 두드러진 것은 지방과의 관련이 확인되어 있는 결장암이라든가 유방암으로 인한 사망자들의 증가이고, 소장암을 포함해서 각종 장암은 1965년 당시에 비하더라도 1978년에는 6,829명에서 13,813명으로 2배나 증가했다.

유방암은 1960년대에 3,922명으로 늘어났는데 윈더 박사에 의하면 암의 90%는 음식물이나 체내에 들어가는 화학물질에 의한 것이다.

여기서 전체 암사망자를 보면 1960년에 10만 명 이하였던 사망자가 1979년에는 16만 명을 육박하는 추세이고, 이 중 옛날부터 일본에 많은 위암환자 5만 명을 제하면 다른 암환자가 11만 명으로 늘어난 것이 된다. 암의 90%가 음식물과 화학물질에 관계하는 것으로 본다면 대충 말해서 54,000명은 1960년부터의 식생활 그리고 그 밖의 변화로 인해 발생되었다는 논법이 성립된다.

그리고 식생활 면에서만 보아도 구체적인 관련이 확인되어 있는 식도암, 간암, 전립선암 등도 두드러지게 급증하고 있다. 간경화증도 1960년에 9,078명이었던 사망자가 1979년에는 16,382명으로 늘어났다. 일본인의 간장병은 바이러스성이 많은 점이 또한 특징이다. 그러나 간장병의 증가요인으로서 최근 눈에 띄는 것은 알코올이라고 해도 무방할 것 같다.

지금은 당뇨병 그 자체로는 죽지 않는다고 말하지만 1960년에 3,000명대였던 사망자가 1965년에는 5,000명대, 1970년에 7,000명대로 늘어나 1978년에는 10,000명에 육박하는 숫자를 나타냈다. 전국의 병원과 진료소를 찾는 당뇨병 환자에 대한 조사로, 어느 하루를 택해서 매년 실시하는 조사에 의하면 입원환자, 외래환자 등을 합쳐서 1958년에 394명이었던 당뇨병 환자가 1965년에는 1,594명, 그리고 1978년에는 5,612명으로 놀라운 증가추세를 나타냈다.

그렇기 때문에 지금은 환자예비군까지도 포함시킨다면 200만 명이나 될 것이다. 예전에는 당뇨병을 스모 선수나 부자들만이 걸리는 병이라고 일컬어 왔고 사실 1958년의 숫자로 봐서는 확실히 그렇다고 말할 수 있으나 지금은 추정수가 200만이라고 하니 당뇨병은 거의 국민병으로 되어 있는 것이다.

이상적인 식생활의 이면은 어떤가

당뇨병의 최대의 원인은 비만이다. 비만은 당뇨병 외에도 여러 가지 합병증의 온상이 되고 있지만 오늘날의 비만은 고혈압과도 직결되어 당뇨병과 고혈압, 이 두 가지가 늘고 있다. 일본인은 해마다 뚱뚱보가 되는 고혈압인종으로 되어가고 있는 격이다. 비만이나 고혈압은 소금을 많이 쓰는 음식 탓도 있겠지만, 가장 근본적인 원인은 구미화된 식생활에 있다는 것은 이미 언급한 바 있다.

어느 나라나 낡은 영양학의 신봉자가 있게 마련이지만, 1979년의 일본국민영양조사의 결과가 발표되었을 때 이 조사연구의 책임자로 있던 한 학자는 다음과 같은 멍텅구리 같은 '말씀'을 하였다(우리나라에서도 그런 일이 있었던 것으로 기억된다).

그 '말씀'의 요지는 이렇다. "일본인이 영양을 섭취하는 방법은 거의 이상에 가깝다. 이 이상 더 동물성단백질을 늘리는 것에는 문제가 있겠지만 지금 이대로의 현상만 유지한다면 이상적인 것이다."

이쯤 되면 여태껏 손가락이 아프게 써온 일이 허사가 될 것 같다. 왜냐하면 현대적 권위주의는 막강한 매스미디어의 힘을 빌려 눈과 귀를 지배하고 있기 때문이다.

이 '말씀'에 대하여 이마무라 고이치 씨는 시대에 뒤떨어진 소리라며 그 이유를 다음과 같이 요약하였다.

1) 동물성단백질과 식물성단백질의 비율이 이번 조사에서 처음으로 1 대 1로 되었다. 이 사실을 보고도 거의 이상적인 스타일이라고 한 것은 식물성, 동물성이 각각 반반인 것이 좋다고 한 종래의 영양학자들의 가설에 근거를 두었기 때문인 것 같다. 그러나 이것은 영양학의 다른 설과 같이 상당히 의심스런 가설이다. 말이 나왔으니 말이지만 영양학자가 말하는 것들을 무조건 옳게 받아들이지 않는 것이 건강을 지키는 포인트다. 왜냐하면 이와 같이 많은 동물성단백질을 섭취할 수 없는 사람들이 전세계에 얼마든지 있고 또 그 편이 오히려 건강하기 때문이다.

2) 영양학의 상식은 단백질의 필요량을 체중 1kg당 0.8~1.0g 전

후(성인 기준)라고 하고 있다(여기서 말하는 단백질은 단백가가 100인 완전단백질을 말한다). 이것 역시 의문의 여지는 있지만 이 설에 의한다고 해도 단백질의 섭취량이 하루 평균 78g 이상은 지나치게 많다고 보아야 하겠다. 하여간 이러한 학자들의 '말씀'은 안타깝게도 여러 가지 면에서 실로 커다란 해독을 세상에 유포하고 있다. 왜냐하면 앞서 말한 대로 그 권위자의 무게 있는 '말씀'을 세상사람들은 곧이곧대로 받아들여 만족하고 착각할 것이 틀림없기 때문이다.

지금 채택하고 있는 영양섭취방법이 이상적인 것이라면 왜 이렇게 많은 식원병이 늘어나고 있는가. 그 배후에는 잘못된 영양학이 온 세상에 침투하여 해독을 끼치고 있다고 보는 것도 결코 무리는 아닐 것이다.

영국 학자들은 왜 인공영양아를 새 인종이라고 말하는가

콜레스테롤이 어쩌고저쩌고 하는 눈에 띄기 쉬운 문제는 열심히 논의되지만, 인공영양아 문제는 거의 논의되지 않을 뿐만 아니라, 전혀 신경조차 쓰지 않는 것 같다.

영국의 모유권장파 학자들은 영양문제위원회에서 인공영양아를 새 인종이라고 증언했는데, 그들은 지방세포의 수 그 자체가 많은 등 확실히 신체가 과거의 인간과는 다르기 때문이다. 또 인공영양아까지도 포함해서 오늘날의 어린이들은 모두 몸도 크고 성숙도 빠르다. 성숙이 빠르기 때문에 여자아이의 초경도 빠르다. 따라서 멘스가 있는 여자아이들이 소아과병원에 다니는 것도 오늘날에 있어서는 그다지 이상한 일이 아니다.

　잠시 방향이 좀 바뀌겠지만 중요한 예이므로 소개하려고 한다. 오염된 닭고기를 먹은 여자아이들에게 일어난 불상사에 관한 일이다.

　"지금 우리들이 먹고 있는 가공식품이나 인스턴트식품의 범람은 식품오염이란 차원에서 볼 때 거의 폭력적이라고 할 수 있을 정도이다. 최근 푸에르토리코에서는 미국 플로리다산 닭고기를 먹은 후 생후 7개월 된 아기의 젖가슴이 부풀어오르고 20개월 만에 음모가 생기는가 하면 3~6세에 월경을 하는 등 비정상적인 조숙현상을 보이는 어린이가 약 2,000명이나 발생하여 심각한 문제를 일으켰다. 이 아이들은 너무 일찍 어른답게 되었지만 일정수준이 되면 발육이 정지되므로 정작 성년이 되어서는 난쟁이와 같은 모습으로 살아가야 할 운명에 처한다는 것이다.

　푸에르토리코인들은 닭고기를 즐겨 먹는데, 미국산 닭고기에는 여성호르몬이 다량 함유되어 있었다는 것이다. 여성호르몬인 에스트로겐은 가축이나 가금류의 성장촉진제로 사용되고 있는데, 닭의 경우 이 호르몬을 먹이면 사료비가 12% 정도 절감될 뿐 아니라 12%나 빨리 성숙하기 때문에 사료에 첨가한다는 것이다. 결국 닭에게 투입된 이 호르몬이 고스란히 닭고기를 먹는 여자아이들에게로 옮겨진 것이다."

　최근 일본 문부성이 조사한 통계에 따르면, 현재의 어린이들은 중학생 남자의 경우 20년 전에 비해 10cm 가량, 고교생이 경우 5~6cm나 키가 커졌다. 키가 커졌을 뿐만 아니라 성장률에 있어서도 어릴수록 크다. 특히 5세까지의 어린이 성장률은 현저하다. 그리고 남자아이는 2~3세 정도, 여자아이는 4세 정도 성숙이 빨라졌다. 중 3 남자의 평균신장은 163cm로 30년 전의 20세 남자 평균 신장보다 2cm 가량이나 크다. 키가 커진 원인은 흔히 말하고 있는 것처럼 영양이 좋아졌기 때문이다. 구체적으로 말한다면 동물성단백질을 많이 먹는 것이 첫째 이유이고 칼로리를 많이 취하는 것이 둘째 이유이다.

동물성단백질이 성장에 있어서 열쇠와 같은 역할을 한다고 영양학에서는 말하고 있는데, 이것만은 많은 잘못을 지니고 있는 현대 영양학의 정설 가운데서도 드물게 보는 정확한 정설이라 하겠다. 그러므로 영양학의 기준에서는 연령이 낮을수록 체중 kg당 단백질의 필요량을 많이 정하고 있다. 그것은 그렇다 치고 그것보다 여기서 자연의 오묘한 섭리를 좀 살펴보기로 하자.

인간보다 성장속도가 빠른 동물의 젖 속에는 사람의 모유보다 현저히 많은 단백질이 들어 있다. 사람보다 두 배나 성장속도가 빠른 말의 젖 속에는 모유의 두 배나 되는 단백질이 함유되어 있다고 하는 거의 정확한 계산이 나와 있다.

사람의 모유 속에는 단백질이 1.1% 들어 있는데 비하여 말에는 2%, 소에는 3.5%, 돼지에는 5.2%, 개에는 7.4%나 들어 있다. 빨리 성장하는 동물일수록 고농도의 단백질이 젖 속에 포함되어 있는 것이다.

단순하게 말해서 아기를 우유로 키우게 되면 단백질이 모유보다 3.5배가 많으므로 3배 이상의 속도로 성장하게 된다는 이야기가 된다. 이것은 단지 우유에만 한정된 말이 아니라 여하한 동물성단백질도 성장을 촉진시킨다.

옛날 초중고 선생이면 다 경험해서 아는 일이지만, 옛날에는 부잣집 애들이 대체로 신장이 컸다. 그것은 동물성단백질을 많이 섭취했다는 말이 된다. 그러나 요즘은 어떤 아이들도 다 키가 커지고 있는 추세이므로 문제는 과연 이것이 좋은 일이냐 아니냐 하는 것이다. 건강하고 장수한다면야 그 이상 무엇을 바라겠는가마는…….

리프 교수를 놀라게 한 오키나와 어린이들의 변화

요즘 애들은 덩치만 컸지 체력이 튼튼치 못하다. 걸핏하면 질병에 걸린다는 등의 얘기는 꽤 오래 전부터 들어온 터이다. 고모리 박사 등은 자연기흉이라는 폐에 구멍이 뚫리는 병이 몸집이 커진 아이들에게 증가하고 있다는 사실을 경고하고 있다.

건강에 있어서 가장 신뢰해야 할 지표가 되는 것은 장수이다. 빨리 성인이 된다든가, 초경이 빠르다든가 하는 따위의 조숙현상이나 덩치가 큰 것 등은 건강의 지표가 되지 못한다는 것을 알아야겠다.

전세계의 장수촌을 조사하고 다니면서 그곳 식생활의 비결을 연구한 하버드대학의 리프 교수는 1965년대에 일본 오키나와의 한 장수촌을 조사한 적이 있다.

오키나와는 지난날 일본에서 손꼽히는 장수촌으로서 20년 전에 곤도 박사도 이곳을 조사한 바가 있어 리프 교수는 곤도 박사의 조사보고를 참고하여 재조사했다. 그런데 오키나와는 20년 전 곤도 박사가 조사할 당시와는 너무나 달라져 있어 리프 박사를 놀라게 했다. 가장 놀란 것은 역시 청소년들의 키가 커졌다는 것이었다.

일본에서도 몇째 가는 장수촌인 오키나와는 장수촌인 동시에 일본에서 제일 키가 작은 섬사람이 사는 곳이기도 했다. 1941년경의 통계에 의하면 오키나와에 사는 성인의 키는 당시 일본 전국 평균 신장보다 40cm나 작았다고 한다.

그래서 가고시마현의 사람들은 오키나와 사람들을 "야마토 민족이 아니고 소인종들이다"라고 옛부터 멸시해 왔다고들 한다.

몸이 커지면 빨리 죽는다고 하는 사실은 매케이라는 학자가 동물실험을 통해 밝힌 바 있는데, 이 실험의 요점은 칼로리를 적게 섭취하면 몸집은 커지지 않지만 건강하고 장수하게 된다는 것이다.

오키나와의 어린이이건 일본 본토의 어린이고간에 요즘 아이들은 동물성단백질과 칼로리 양쪽이 모두 풍부하여 몸집이 커졌다. 이렇게 커버린 오키나와의 어린이들에 대해서 리프 교수는 머리를 갸우뚱거리면서 이렇게 쓰고 있다.

"내가 조사하고 다닌 세계의 장수지역 사람들은 거의 다 몸집이 작았으며 섭취하는 칼로리도 적었다. 일본 제일의 장수지역인 오키나와 사람들도 과거에는 몸집이 작았다. 그런데 지금 몸집이 커진 오키나와 어린이들의 장래 수명은 어떻게 될 것인가?

세계의 장수지역의 실례를 보거나 매케이의 실험을 보더라도 지나친 칼로리의 섭취로 덩치가 커지는 것이 장수에 나쁘다는 것은

확실한 사실인데······."(알렉산더 리프, 『백세의 의학』, 『세계의 장수촌』 참조)

리프 교수에 따르면 우리가 자주 볼 수 있는 '키 크고 덩치 큰 중학생'은 그렇게 장수할 것 같지가 않다. 이러한 관점에서 말하자면 결코 영양이 좋아진 게 아니라 너무 지나쳐서 오히려 나빠졌다고 하는 것이 옳고 정확한 말일 것이다.

여자의 경우엔 이렇게 말할 수도 있다. 여자가 남자보다 장수하는 이유 중의 하나는 심장병에 걸리기 어렵다는 데에도 있다. 그것은 체내에 있는 콜레스테롤이 멘스에 의해 여성호르몬으로 바뀌어 몸 밖으로 배출되기 때문에 동맥경화에 걸릴 확률이 적기 때문이다. 콜레스테롤은 무조건 나쁘기만 한 것이 아니라, 성호르몬이나 부신피질호르몬의 원료성분이 되기도 한다. 그러나 폐경기를 지나면 여자도 남자와 같이 동맥경화가 시작되고 심장병에 걸릴 확률도 남자와 별로 다를 것이 없다. 이러한 것으로 보아 초경이 빠르고 반면에 폐경도 빠르게 되는(아마 그렇게 될 것으로 추정하지만 그녀들은 '새 인종'이기 때문에 수십 년이 더 경과되기 전에는 실증할 수 없다) 지금의 아이들은 그만큼 수명도 단명하게 될 것 같다.

영양문제위원회에 제출되어 있는 통계 가운데 다음과 같은 미국의 조사가 있는데, 이것은 비만 여성에 관한 조사이긴 하지만 지금 우리가 당면하고 있는 문제와 전혀 무관하지는 않다고 생각된다.

"비만 여성의 27.5%는 11세 이전에 벌써 초경이 있었으나, 여윈 여성에 있어서는 16.5%만이 초경이 있었다. 그리고 여윈 여성의

28%는 14세를 지나서야 초경을 경험했는데 비해서 비만 여성은 13.7%만이 14세를 지나서 초경을 경험했다고 한다."

또 이 조사는 1930~1940년생의 4,000명을 대상으로 한 것인데, 한 걸음 더 나아가서 "비만 여성은 출산력도 떨어진다"고 한다.

출산능력이 떨어진다는 것은 생명력이 떨어진다는 뜻도 될 테니 참으로 생각해 봄직한 조사이며 이것 역시 조숙에 대한 의문을 던져주는 통계라고 말할 수 있겠다.

육류단백질보다 대두단백질이 내구력을 기른다

위에서 보았듯이 요즘 아이들은 덩치가 클 뿐 아니라 성장속도도 대단하다. 요컨대 조숙이라는 말이 되겠는데 장수자를 조사한 어떠한 연구조사에서도 일치된 견해는 장수자는 몸집이 작고 성숙이 늦은 사람들이라고 결론을 짓고 있다.

장수가 건강의 가장 믿을 만한 지표라고 한다면, 건강의 결정적인 수단은 '소기만성'이 될 것이다. 성장이 3년 빠르면 수명은 7년 줄어든다는 학설이 있는데 이것이 옳다고 한다면 성장이 3년 정도나 빠른 현대의 어린이들은 몇 년쯤이나 수명을 단축하고 있다는 계산이 나올까?

재미있는 것은 동물세계에서는 출생 후 빨리 제 구실을 하게 되는 것일수록 수명이 짧다는 것이 철칙이다. 그리고 이 철칙에는 예외가 없다고 한다. 그러고 보니 몸집이 크고 조숙한 '현대아'에게 연민의 정을 느끼게 된다.

『쇠고기 먹기 유람기』라고 하는 책을 쓴 사람이 있는데, 그에 의하면 미국의 쇠고기가 세계에서 제일 맛이 없다고 한다. 성장촉진제를 사용해서 빠른 속도로 몸집만 크게끔 하기 때문에 육질이 좋지 않다는 것이다.

동물성단백질이라고 하는 성장촉진제를 마구 먹고 자라난 '현대아'들도 육질이나 체질이 좋지 않다고 해도 과언이 아닐 것이다. 모유의 2배 이상이나 단백질이 많은 우유로 키워진 '현대아'들은 2배나 더 많은 성장촉진제를 먹고 자란 결과가 아닐까?

앞서 말한 바 있는 고모리 박사도 "요즘 아이들의 단백질 과잉은 문제다. 몸집이 크다고 해서 덮어놓고 좋아할 일이 아니다. 키가 지나치게 커지기 때문에 폐에 구멍이 뚫린다"고 말하고 있다.

내구력도 건강의 유력한 지표이다. 장수도 내구력의 하나라고 말할 수 있다. 대두를 먹은 쥐와 쇠고기를 먹은 쥐의 실험은 세계적으로도 유명한 실험이기 때문에 아는 사람도 많겠지만, 잠시 여기서 그 내용을 옮겨보겠다. 쥐를 두 그룹으로 나누어 각각 쇠고기단백질과 대두단백질을 먹여 실험했는데, 전자는 순간적인 순발력은 뛰어났지만 오래 가지 못했다.

풀장에 던져 넣었을 때, 쇠고기 먹고 자란 쥐는 15분쯤 지나자 지쳐 물에 빠져 죽었지만 대두를 먹고 자란 쥐는 45분 간을 계속해서 헤엄쳐 다녔던 것이다. 낡은 영양학의 입장에서 보면 대두단백질은 쇠고기단백질에 비하여 단백가가 떨어지며 필수아미노산이 부족한 것으로 되어 있다. 그러나 이것은 엉터리이론으로 탁상공론이거나 동물실험결과에 입각한 견해이지 실제로 인체에 적용한 실험에서는 대두단백질의 질이 육류단백질의 질보다 우수하며 단백가도 계란단백질과 동일한 100이었다고 밝히고 있다.

곤도 박사의 조사결과는 무엇을 말해 주고 있는가

곤도 박사는 『장수일본기행』이란 저서에서 이러한 예를 들고 있다. 초등학교에서 체조시간이나 운동회 때 경주를 시키면, 단거리에서는 생선을 먹고 있는 마을의 아이들이 강하고 장거리에서는 콩밥을 항상 먹고 있는 마을의 아이들이 앞선다고 하며, 그리고 콩을 먹는 아이들은 생선을 먹는 아이들에 비해 70세 이상의 장수자가 되는 율도 3배나 높다고 한다.

또 곤도 박사는 전쟁 중에도 하나의 실험을 했는데, 식량 부족으로 초등학교 학생들이 영양부족이 된다고 해서, 박사는 어느 청국장업자의 후원을 얻어 어떤 초등학교 학생들에게 청국장 급식을 실시했다

그러나 후원에는 한계가 있으므로 5학년 학급에만 한정해서 실시하였다. 실시 후 반 년이 지나자 대상 아동에게서는 놀라운 효과가 나타나기 시작했다. 근력이 향상되었으며, 1년이 지나자 그 효과는 배로 늘어났다.

예를 들면 남자의 경우에 급식을 하지 않은 반은 1년 간의 평균 배근력(背筋力)이 14.7kg 증가한 데 반해서 청국장 급식반은 24.3kg 증가했다. 그리고 악력도 견완력도 전부 차이가 났던 것이다. 다만 체격에는 차이가 나지 않았다.

박사는 "대두단백질에는 키를 크게 하는 힘이 없다. 그것이 식

물성단백질의 한계이다. 그러나 다른 점에서는 대두단백질에 약점이라고는 없다'라고 서술하고 있다. 이 말과 관련해서 생각나는 것은 마라톤 선수 중 덩치 큰 선수가 별로 없다는 사실이다.

곤도 박사의 같은 논문에는 재미있는 예가 또 하나 있다. 그것은 식사내용이 다른 두 그룹의 해녀를 대상으로 한 실험으로서, 한 그룹의 해녀들은 생선과 고기도 많이 먹고 쌀은 보통 백미보다 더 도정된 것을 먹으며 야채는 그다지 먹지 않았는데 반해서, 다른 그룹의 해녀들은 지나치지 않을 정도의 식사에 야채나 잡곡도 잘 먹는 해녀들이었다. 이 두 그룹 중 전자는 체격은 훨씬 컸지만, 40세만 되면 벌써 은퇴를 생각하고 50세까지 현역으로 있는 사람은 거의 없었다. 그와 반대로 후자의 해녀들은 70세, 80세가 되어서도 바다에서 잠수질을 하고 있었다. 전자는 단명촌이요, 후자는 장수촌이었다. 문제의 '현대아'들은 어느 그룹에 속하는 해녀들을 닮아가고 있는지…….

매스미디어는 "현대아는 몸집이 커지기는 했지만 아직 체력 등에서는……" 하고 쓰고 있지만, 이러한 보도들도 대개 흥미 본위의 기사로 쓰여지는 경향이 많다. 커지기는 했지만 '아직'이 아니고, 커졌기 '때문에' 약해졌다고 보도해야 옳은 것이 아니겠는가?

역사에 이름을 남긴 사람들은 대개 중키나 그 이하의 사람들이 많다. 또 속담에도 "태어날 때 제 밥그릇 수는 가지고 태어난다"는 말이 있다. 또 인간이 자기 평생 동안 먹을 식량의 양은 정해져 있는데 대식가는 정해진 식량을 빨리 먹어 없애기 때문에 일찍 죽는다는 농담 비슷한 말도 있다. 그러나 이런 말은 얼핏 듣기에는 아무런 과학적 근거가 없는 말 같지만, 동물성단백질을 주장하고 칼로리주의를 신봉하는 가장 과학적인 것 같은 영양학보다는 내용적으로 훨씬 진실에 가까운 느낌이 든다.

전분질 62%, 단백질 15%, 지방 23%가 1979년 일본국민영양조사에 나타난 표준 식생활 방식이었다. 그러나 이와 같은 평균치를 아무런 의미가 없는 것으로 단정지을 수 있는 다른 쇼킹한 통계는 얼마든지 있다.

또 일본의 경우 이러한 수치들은 현실문제를 은폐하는 일 이외에는 거의 아무런 도움도 되지 않는다. 왜냐하면 한 나라의 건강문제는 사실은 노인보다 10대, 20대에서 40대 이런 식으로 청소년부터 중년에 이르는 문제이기 때문이다.

노인이 되어서도 건강한 사람은 그때까지의 식생활이 옳았다는 것이므로 그다지 문제시하지 않아도 좋기 때문이다.

일본의 10대 젊은이들의 콜레스테롤치가 심장병 왕국인 미국의 10대와 같은 수준에 이르고 있다는 충격적인 사실은 짚고 넘어가야 하겠다. 그럼 우리나라 10대의 건강은 어떨까? 다른 일에 있어서처럼 일본은 미국을, 그리고 한국은 일본을 뒤쫓아 따라가고 있는 게 아닐까 하는 염려가 든다.

일본의 10대들도 심장병 후보생

니혼대학의 오쿠니 박사 등은 도쿄 시내의 중고교생 9천 명을 대상으로 건강상태를 조사했는데, 이 조사에 의하면 일본의 10대는 심장병 왕국 미국의 동년배의 수준과 같은 심장병 후보생으로 되어 있다고 한다. 즉 동맥경화를 촉진시키는 가장 중요한 인자인 혈중 콜레스테롤 수준이 미국 청소년들의 그것과 별로 다를 바가 없다는 것이다.

이 조사에 따르면 혈중 콜레스테롤이 1dl당 200mg 이상으로 나타나는 수가 많으며, 고교 3년생 여학생들 중에는 약 15%가 200mg 이상이었으며, K고교 3학년 학생 중에는 200mg 이상이 21%로 나타났다고 한다. 그 가운데는 200~262mg라는 높은 수준을 나타낸 학생도 있었다. 180mg 이상이면 동맥경화가 진행된다고 하는데 조사에서와 같이 200mg 이상이 많다고 하는 양상은 벌써 심장병 왕국인 미국과 같은 수준이라고 봐야 하지 않겠는가.

이 학생들은 도대체 어떠한 식사를 하고 있기에 이처럼 높은 콜레스테롤 수준을 갖게 되었을까? 오쿠니 박사에 의하면 이들은 가공식품광으로서 특히 지방질이 많은 가공식품인 인스턴트 라면이나 즉석 햄버거 등을 즐겨 먹고 또 달콤한 과자류나 청량음료 등을 아주 좋아하고 있다고 한다. 가공식품에 사용되고 있는 지방은 대체로 가격이 싼 동물성지방뿐이다. 또한 수험경쟁으로 운동이 부족하다는 일본 특유의 사회적 요소도 학생들이 이처럼 높은 콜레스테롤치를 가지는데 한 몫을 하고 있다. 야생동물은 콜레스테롤치가 높지 않다고 하는데 그것은 하루종일 세차게 운동을 하기 때문이다. 운동을 하면 콜레스테롤이 연소되어 줄어들기 마련이다. 이렇게 과영양과 운동 부족이 겹치면 외상 없이 동맥경화는 진행된다. 아마 이러한 사정은 우리나라의 대도시에 사는 고교생들에게도 적용이 되는 말일 것이다.

그러나 무엇보다 근본문제는 역시 식사의 내용이다. 위의 콜레

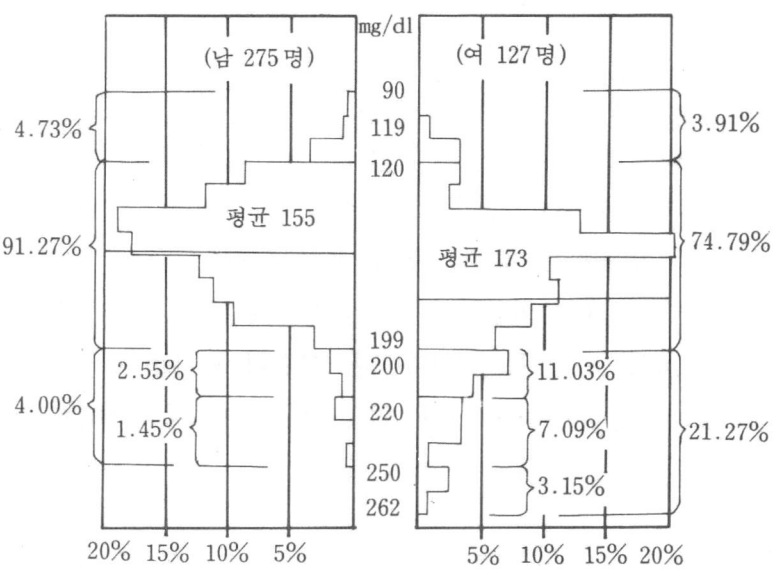

〈도표 20〉 일본 고교 3학년생의 콜레스테롤 수준

스테롤 수치를 일본 도쿄라는 대도시 아이들만의 통계로 생각하면 큰 잘못이다. 일본 전국을 9개 지구로 나누어서 조사한 고마치 교수의 조사(10대~70대까지의 2,500명을 조사한 통계자료)에서도 도시나 농촌을 불문하고 10대의 콜레스테롤의 수준이 미국의 그것과 같다는 통계가 나왔다.

고령자들은 식사하는 데 있어서 자기들이 여태껏 먹어 왔던 소위 지방색이 남아 있어 입맛에 맞는 고유의 음식들을 애용하는 편이지만, 10대들에게는 이와 같은 지방색이 없어 전국이 일률적으로 식사가 같은 경향으로 동색화되고 있다는 것이다. 10대의 식생활의 특징은 '생선보다는 고기를 좋아하고 우유나 청량음료를 잘 마신다. 또 라면이나 감자칩과 같은 인스턴트식품을 즐기고 단 것을 많이 먹는다'는 것이다.

"10대들의 현재와 같은 혈중 콜레스테롤치라면 40세쯤 되면 거의가 심근경색으로 수명이 단축될 게 아니겠는가?"라는 질문에 대해 오쿠니 박사는 "이것만으로는 어떻다고 단정할 수는 없지만 다른 동맥경화 촉진인자와 엉키게 되면 이 10대들의 20~30년 후의 일은 어떻게 될는지……" 하고 걱정하였다고 한다.

다른 촉진인자라는 것은 고혈압, 당뇨병, 비만, 흡연, 스트레스 그리고 가족 중에 고혈압이나 심장병에 걸린 사람이 있다든가 하는 가족병력성 인자 등을 의미한다. 그런데 우리들 가운데는 이 위험인자 중 하나 이상은 거의 가지고 있기 때문에 역시 20~30년 후의 일이 걱정되지 않을 수 없는 것이다.

학교급식에 결함이 있다

오쿠니 박사 등 연구팀은 학교급식에도 동물성지방의 과잉이라는 문제가 있다며 문부성에 개선을 진언하고 있다는데, 이것은 바꾸어 말하면 문부성이 학교급식으로 젊은 세대의 식생활을 나쁘게 만들고 있다는 말이 된다. 그리고 그 배후에는 구미식 식생활의 부정적인 측면에 대한 일반 사회의 인식이 부족하다는 사실이 존재하고 있다.

다행인지 불행인지 일본은 과거 30년 이상 전쟁이 없었다. 그러나 가령 전쟁이 터져서 전사자가 생겼다고 하면, 얼굴은 구별하기 어렵다 하더라도 해부했을 때 전사자의 혈관을 보면 20대인지 30

대인지는 용이하게 구별할 수 있을 것이라고 한다. "이렇게 젊은데 동맥이 경화되어 있군. 심장병 일보직전이야. 허나 미국군인은 아닌 것 같고, 이것은 틀림없이 일본군인일 거야." 앞서 말한 바 있는 한국전쟁 당시의 미국인 병사의 해부결과와 마찬가지로 현재의 일본 젊은이들의 식사내용이 1950년대의 미국 젊은이들의 그것과 흡사하다는 데서 이러한 추상은 가능하다고 볼 수 있다.

어머니나 어린이들이나 자기도 모르고 있는 사이에 서서히 염라대왕 앞으로 다가서고 있는 것이다. 아마 이렇게 잘못된 식생활의 초기단계에서는 경제적 풍요라는, 혹은 선진국을 따라간다는 착각 때문에 즐거울 수 있겠지만 사실은 더욱더 잘못된 식생활 방향으로 줄달음치고 있는 것에 다름아니다.

미국제와 미국식에 황홀해진 세대에게서는 식생활의 자주독립이라는 것도 어려운 문제이다. 게다가 미국식 교육을 받고 미국제 지식이나 정보를 머리 속에 쑤셔 넣은 권위자나 전문가들이 계속 매스미디어에 단골 손님으로 출연하여 이러한 '말씀'만 해대니 어쩔 수 없는 노릇이 아닌가?

오쿠니 박사는 10대들이 유별나게 단 것을 즐긴다고 지적하고 있다. 일본인의 동맥경화에는 설탕의 기여도도 꽤 높은 것으로 나타나고 있는데, 동맥경화의 원인에는 콜레스테롤뿐만 아니라 지나친 칼로리 섭취와 설탕도 문제가 되기 때문이다.

설탕이나 남아 돌아가는 칼로리는 체내에서 중성지방으로 변환되어 지방세포에 축적되거나 혈액의 점조도를 높인다. 일본인은 서구선진국 사람에 비해 콜레스테롤 자원은 덜 먹지만 중성지방 자원은 더 많이 먹는 편이다. 오늘날에 와서는 동맥경화의 원인에서 콜레스테롤뿐만 아니라 중성지방도 대단히 중요시되고 있다. 또한 콜레스테롤의 3분의 2 정도는 간장에서 생합성되기 때문에 지방, 설탕, 과칼로리 등은 동맥경화를 진행시킨다.

10대들이 단 것을 좋아하는 것은 중대한 문제로서 고마치조사에서도 오쿠니 박사와 똑같은 견해를 피력하고 있다. 어쨌든 결과적으로 일본의 10대들은 심장병 왕국인 미국의 10대들과 같은 수준에 이르고 있는 실정이다. 거기다가 일본의 설탕소비의 상당부분은 청량음료라든가 과자류에 사용되고 있고 10대들은 이런 것들을 제일 좋아하고 있다.

왜 일본계 2세는 40대에 조로(早老)하는가

지금 현실문제로 되어 있는 것은 40대의 죽음이 급증하고 있다는 사실인데, 놀랍게도 이것과 똑같은 현상이 20년 전 하와이에서 일어난 적이 있다. 곤도 박사가 하와이에서 열린 태평양과학회의에 출석해서 강연하고 있을 때의 일이었다. 그의 강연내용이 그곳 신문에 보도되자 하와이 교민들이 찾아와서 강연해 달라고 요청했다. 그는 자기 연구가 일반인들의 흥미를 돋울 만한 내용이 아니었기 때문에 이상하게 여겼다. 그러자 교민회장은 절박한 심정으로 강연을 간청하면서 그 이유를 다음과 같이 말했다고 한다.

"선생님의 연구에 흥미가 있다 없다 하는 차원이 아니라 현실적으로 보다 절박한 문제가 있기 때문에 강연을 부탁하는 것이다. 최근 수년 간 일본인계 2세들 중 40대 정도에 죽는 사람들이 늘고 있다. 1세인 부모들은 70대, 80대인데도 아직 기력이 왕성하여 일을 하고 있는데 그 자식들은 그렇지 못하니 이상한 일이 아닌가. 이유를 알 수 없는 기이한 현실이 일어나고 있으므로 선생님께 건강에 관한 강연을 부탁하는 것"이라며 간곡하게 청해 왔던 것이다.

이와 똑같은 현상을 니혼대학의 인구문제 연구원들도 지적하여 세상에 충격을 주었다. 그 요점은 한마디로 40대 후반~50대 초반의 사망률이 이상하게도 높은데 이것이 부자연스런 현상이다. 자연스런 사망률은 젖먹이와 노인층에 높기 마련이므로 40대의 사람들이 고령자보다 사망률이 더 높았던 것은 이상할 수밖에 없다. 하와이의 일본인교민회장이 말한 기이한 현상과 똑같은 현상인 것이다.

니혼대학의 연구원들은 처음에는 이렇게 발표했다. "이들은 바로 전쟁 중에 성장기나 청년기를 보낸 식량 부족의 시대에 시달렸던 세대이다. 또 그들의 사망원인에는 심근경색 등의 혈관계질환이 많은데, 이러한 현상으로 볼 때 중요한 시기에 영양이 부족하여 혈관이 약해진 것이 아닌가……."

과연 '지주막하출혈'이라는 이름 자체부터가 무시무시한 혈관병도 이 또래에 많았고 또 이들의 주된 사인은 심장병, 뇌경색 및 뇌출혈, 지주막하출혈, 간경화증, 암과 자살 등으로서 이것으로 보아도 혈관계질환이 특히 많음을 알 수 있다.

그러나 최근의 연구에서 전문가들은 그것은 전시 중의 식량 부족이 문제가 아니라 전후 식사가 호화스러워졌기 때문이라는 견해에 일치를 보고 있다. 혈관이 터지는 출혈형보다 경색형 동맥경화가 많았기 때문이다.

다시 곤도 박사의 이야기로 돌아가 보면, 곤도 박사는 교민회장의 부탁을 받고 일본계 교민들의 가정을 방문하여 1세, 2세의 식사를 상세히 관찰하였던바, 1세는 아직도 일본식 식생활을 견지하고 있는 반면 2세들은 완전히 구미형 식생활을 하고 있음을 알게 되었다고 한다.

이 이야기는 그가 쓴 『그 식생활로는 젊어서의 죽음을 면치 못한다』라는 책에 실려 있는 내용으로서 여기에는 또 "1세대는 70~80세에도 건강한데 2세대는 40대에서 벌써 늙어서 기운도 없더라"라는 내용도 쓰여 있다.

전쟁 경험자가 요절하는 원인은 영양과다였다

하와이 일본교민 2세들의 40대의 노화현상은 말할 나위도 없이 동맥경화에 의한 것이었다. 동맥경화는 보이지 않는 노화라고도 일컬어지는 것으로 혈관이 노화하여 체내에 신선하고 활력 넘치는 혈액이 공급되지 못하여 생기는 병이다. 이렇게 되면 몸도 마음도 다 노화해 버리는 것은 당연한 일이다. 곤도 박사가 하와이에 간 것은 27년 전인 1960년이었다.

지금 일본의 문제세대(40~50대)의 주된 사인이 심근경색 등 구미적인 식생활에 기인하는 식원병이란 것은 앞에서 이야기한 대로인데 이들 병의 원인은 전부 동맥경화이다. 그러나 더욱 놀라운 사실은 하와이의 교민 2세들이 곤도 박사에게 한 말과 지금 문제의 세대가 말하는 내용이 너무나 닮았다는 것이다. 전쟁을 겪은 사람들로서 당뇨병이나 심장발작을 일으킨 사람들에게 물어보면 그 대답은 똑같다.

즉 "전쟁중 우리들의 식사는 변변치 못했다. 그래서 식량사정이 좋아진 오늘날은 좋은 것을 안 먹으면 손해를 보는 듯한 기분이 들어서 식도락가처럼 마구 먹게 되었다. 아마 그것이 좋지 않았던 모양이다."

한편 하와이의 교민 2세들은 전혀 야채를 먹지 않기에 곤도 박사가 그 이유를 물었더니 "야채라니오. 그런 것은 토인이나 먹는 거예요"라고 대답했다고 한다. 이러한 답변은 미식을 탐하는 본토의 전쟁을 겪은 사람들과 똑같은 것이었다.

곤도 박사는 "교민 1세는 고기를 많이 먹지만 야채 역시 충분히 먹고 있었다. 그러나 2세들은 완전히 육식광이었다"고 회고하고 있다. 40~50대에 사망률이 높은 것은 전쟁 중에 식량 부족으로 인하여 혈관이 약해졌기 때문이 결코 아니라는 것은 분명하다. 그 원인은 역시 전후 식생활의 구미화였던 것이다.

하와이 교민 2세들은 구미인과 같이 되고 싶은 심정에서 육식을 마구 하였고, 일본의 전쟁을 겪은 사람들은 육식을 안 하면 손해 본다는 생각에서 마구 먹었다. 인간은 음식물에 대해서는 동물보다는 자연의 순리를 모르는 것 같다. 이것은 또 인간은 심리적인 영향의 포로가 되기도 한다는 좋은 예가 될 것 같다.

적어도 65%의 전분질은 필요하다

앞에서 소개한 고마치조사는 또한 연령별로 식생활 내용을 조사했는데, 이에 따르면 60대의 노인들은 별개로 하고 20~40대에서는 지방식형으로 되어 있음을 단번에 알 수 있다. 사무실에만 앉아 있는 사무직 종사자들은 칼로리의 49.2%만을 전분질에서 취하고 있을 뿐이었다고 하며, 구청의 남자직원들은 54.3%였다. 또 어떤 시청 사무직원은(남 40~50대) 50.4%였다. "최저 65%는 전분질이 아니면 안 된다"고 하는 영양문제위원회가 세계의 식생활 조사에서 내린 결론을 믿는다고 하면, 이와 같은 식생활은 적신호선상에 있는 것이라고 하지 않을 수 없다.

영양문제위원회는 옛날 일본인들의 콜레스테롤 섭취량을 하나의 척도로 해서 미국인들에게 콜레스테롤을 1일 300mg 전후로 제한하라고 경고하였다. 그러나 1975년대의 고마치조사에서는 많은 사람들이 영양문제위원회로부터 경고를 받은 미국인과 대차가 없는 양의 콜레스테롤량을 취하고 있음을 알 수 있다. 즉 영양문제위원회의 통계자료에서는 미국인들의 콜레스테롤 섭취량은 1일 550mg인데, 고마치조사에 의하면 일본인 20~30대 남자 중에도 500mg 정도 섭취하는 사람이 얼마든지 있다고 한다.

고마치조사는 도시지역과 농촌지역의 식생활에는 다소 차이가 있었다고 지적하고 있지만, 그것은 극히 적은 차이에 불과했다. 왜냐하면 전국이 도시화하는 경향에 있기 때문이다. 고마치조사의 통계는 전쟁을 겪은 사람들의 사망률 상승에 대한 이유를 밝히고 있다. 그것뿐만 아니라 그 통계는 다음 혹은 그 다음 젊은 세대의 장래를 점치는 점괘이기도 한데, 그 점괘는 결코 밝은 점괘가 되지 못한 것 같다.

보호대상 노인인구가 구미의 3배나 되는 일본

일본은 현재 전세계에서 평균수명에 있어서는 으뜸이 되는 나라이다. 1986년을 기준으로 하면 일본은 남자 74.54세, 여자 80.18세로 장수국 랭킹 1위로 부상했다. 두번째가 스웨덴으로 남자 73.05세, 여자 79.08세이며, 미국은 남자 71.0세, 여자 78.30세이다. 그러나 유감스럽게도 우리나라는 남자 64.90세, 여자 71.30세로 나타났다.

그런데 세계 최장수국이란 명예로운 자리 뒤에는 세계에서 '병든 노인'이 제일 많은 나라라는 좋지 못한 측면도 있다. 요보호노인이라든가 '누워서 꼼짝 못하는 노인'이라고 하는 말이 완전히 정착되어 버렸다는 것이다. 그러니 '장수'라는 말이 사실상 왜곡되고 있는 듯한 느낌이 든다. 병원침대나 요양소에서 약이나 축내는 장수는 개인적으로나 사회적으로나 바람직하지 못하기 때문이다. 현재 일본에서는 노인문제가 커다란 사회문제로 되고 있는 고령화시대의 열병을 앓고 있는데, 65세 이상인 노인 중 4~5%는 누워서 꼼짝 못하는 상태이고 이들 외에도 요보호노인이 15% 이상이나 된다고 한다. 이 숫자는 구미 각국의 3배 정도나 된다.

일본에 앓고 있는 노인이 많은 이유 중 하나는 뇌출혈 발작을 일으킨 사람이 많기 때문인데, 이것은 소금을 많이 먹는 전통적인 식습관 때문이라고 한다. 그러나 최근 노인의 심장병 사망이 많아진 것으로도 알 수 있듯이 구미형 질병을 가진 노인도 증가되고 있다.

동맥경화 관계 전문가 중에는 "70대까지 살아왔으면 이젠 무엇을 먹어도 좋다. 그것은 과거의 식생활이 옳았기 때문이다"라고 말하는 사람이 많다. 이 말은 이 연령에서 새삼스럽게 동맥경화가 시작된다고 하더라도 그것이 말썽을 일으켰을 때는 이미 저 세상에 가고 없기 때문에 한편 옳은 듯도 하지만, 사실 이와 같은 견해는 캘리포니아의 장수연구소의 입장에서 본다면 시야가 좁다고 꾸지람을 들을 것이다. 이 연구소는 상당히 진행된 동맥경화나 고혈압 그리고 기타 질병이라도 그 질병의 진행을 정지시킬 뿐 아니라 역전시켜 고치기까지 하는 방향으로 식생활의 개선을 연구하고 또 많은 실적도 올렸기 때문이다.

하지만 어쨌든 지금은 80대의 노인이 전부 밭에 나가서 일하고 있었기 때문에 만나서 조사하는데 굉장한 시간이 걸렸던 옛날 일본의 장수촌 모습과는 크게 다르다. 지금 일본에서 평균수명의 수치를 높이고 있는 '병들어서 꼼짝 못하고 누워 있는 노인'들의 손은 평균수명의 숫자판을 쥐고 있지만, 옛날 장수촌의 '젊은 노인'들의 손은 밭에서 낫과 괭이를 쥐고 있었던 것이다.

왜 의사는 저혈당증을 눈치채지 못하는가

앞에서 소개한 바 있는 가장 현대적인 병인 저혈당증은 벌써 일본에도 꽤 많이 퍼져 있지만 의사들은 거의 눈치채지 못하고 있기 때문에 고개를 갸우뚱거리면서 '신경성'이라든지 하는 전혀 다른 엉뚱한 병명을 붙여 버리고 있는 경우가 허다하다. 당연히 병은 낫지 않아 환자는 우왕좌왕 불평불만이요 의사는 신용이 떨어지게 된다. 일본의 대중건강지인 『나의 건강』에는 「일본에서는 의사도 눈치채지 못하는 저혈당증」이라는 제하의 이러한 기사가 실렸던 적이 있다.

1) 40대의 TV 프로듀서(남자)
체조하는 도중에 머리가 흔들흔들하고 눈앞이 캄캄해지고 후두부에 통증이 있었다. 피로가 풀리지 않고 기분도 우울하게 되고 의욕이 나지 않아 회사에도 나가지 않게 되었다. 의사는 뇌출혈일지도 모르겠다고 말하며 혈압강하제, 진통제, 정신신경안정제 등의 처방을 해주었다.

2) 30대의 스낵코너 경영자(남자)
식사중에 매스껍고 배가 사르르 아프기 시작했다. 등에도 통증이 나고 정력도 없어졌다. 지방간인지도 모르겠다는 의사의 말에 위장약과 간장약 그리고 정신신경안정제의 처방을 받았다.

3) 20대의 가사를 돕고 있는 여성
수영학교의 수영지도교사를 했을 정도로 건강했는데, 갑자기 체중이 줄기 시작하더니 10kg이나 빠졌다. 위, 다리, 허리 등의 통증, 생리불순, 손발이 저리고 변비 등이 겹쳐서 일어났다. 병원에서 여러 가지 검사를 받았는데 전혀 이상이 없다면서 아마 '신경성'인 모양이라며 투약도 많이 받았다.

이 밖에 다른 예로서는 원형탈모증과 두통, 가슴이 울렁거린다든가 편두통, 어깨가 무겁고 뻐근하거나, 위통…… 등 여러 가지 증상이 한꺼번에 일어났다. 의사도 눈치채지 못하는 저혈당증이기 때문에 다른 병으로 진단되고, 어쩔 수 없이 여러 가지 당치도 않은 약을 복용하게 된다. 이 처방으로는 낫지 않는 것은 물론이었다. 그러나 이들은 병원 약을 중단하고, 식생활 개선과 비타민, 미네랄, 섬유질 등의 투여를 주로 하는 미국식 저혈당증 처방(분자교정의학에 입각한 '메가비타민요법')으로 2주 간 혹은 수개월 후에 나았는데, 이들의 혈당을 검사해 본 결과 전부 저혈당증 특유의 혈당곡선을 나타냈다고 한다.

참고삼아 저혈당증의 주요 증상을 적어보기로 하겠다(사람마다 증상이 제각기 다르므로 정밀검사를 하고 주치의와 상의해야 한다).

1) 마음이 공허할 때가 자주 있다.
2) 건망증이 심하다.
3) 집중력이 없어진다.
4) 감정을 제어하기 힘들다.
5) 쉽게 흥분한다.
6) 인내력이 없다.
7) 초조하고 가슴이 울렁거린다.
8) 긴장되면서 사지가 떨린다.
9) 침착하지 못하고 기분이 잘 변한다.
10) 얼굴이 창백해질 때가 많다.

11) 배가 고플 때면 참을 수 없다.
12) 식은땀이 자주 난다.
13) 가벼운 두통이 자주 있다.
14) 갑자기 일어나면 어지럽다.
15) 흥분하면 손에 땀이 밴다.
16) 근육이 굳어질 때가 가끔 있다.
17) 이따금 심장의 고동이 빨라진다.
18) 햇빛에 눈이 부시고 어지럽다.
19) 식사시간이 한참 지나면 어지럽고 손이 떨리며 다리가 후들후들 떨린다.
20) 스태미나가 떨어진다.

앞서 예를 든 저혈당증인 사람들의 식생활을 보면 역시 저혈당증이 되게끔 되어 있었다. 프로듀서는 피로를 느꼈기 때문에 단 것을 먹었고, 스낵코너 경영자는 너무 바빠서 불규칙적인 식생활로 나날을 보냈다. 또 가사를 돌보는 여성은 하루에 커피를 열 잔이나 마심으로써 설탕절임이 되어 있었던 것이다.

프로듀서의 사례 등은 현대 도시인들의 무질서한 생활단면을 보여주는 하나의 예인데, 평소의 잘못된 식생활 습관으로 그는 저혈당증적인 피로감을 느끼게 되었고, 그러자 그는 즉각적이고 손쉬운 방법인 단 것에 의존하였으며, 그 결과 증상을 오히려 악화시켰던 것이다.

단 것은 일시적으로는 피로를 풀어주는 것 같은 역할을 하기도 하지만, 장기적으로는 역효과를 나타낸다. 마치 첫번째 단추를 잘못 끼우면 계속해서 잘못 끼우게 되는 것과 같이 근본적으로 첫 출발부터 잘못되었던 것이다. 이런 양상은 약의 양과 종류를 늘려 가야만 하는 현대의학의 약 위주의 치료방법과 닮은 데가 있다. 잘못된 현대인의 식생활이 얼마나 깊은 질병의 뿌리를 갖고 있나를 보게 하는 산 예이다.

설령 이와 같은 사실을 알고 병원에 가서 저혈당증일지도 모르니 혈당검사를 해달라고 부탁해도 "당신은 정상입니다"라는 말을 듣게 될 것임에 틀림없다. 저혈당증의 혈당곡선은 식후 5~6시간 정도 경과한 뒤라야 비로소 급격히 내려가는데, 저혈당증에 대해서 잘 모르는 일본의 의사는 식후 1~3시간 사이에 혈당검사를 마쳐버리기가 일쑤이다. 그러나 그 시간 동안은 저혈당증 환자의 혈당치는 정상인과 같은 수치를 나타내기 때문에 알지 못한다. 검사를 정확히 받고 싶으면 식후 5~6시간이 지날 무렵부터 검사해 달라고 하지 않으면 안 된다. 저혈당증은 당뇨병을 비롯하여 정신분열증 등에 이르게 하는 출입문이다. 저혈당증은 당뇨병과 마찬가지로 약으로는 치료되지 않는다. 식생활 개선의 토대 위에서 비타민·미네랄·섬유질 등을 투여하는 메가비타민요법에 의해서만 구제될 수 있다. 이에 대해서는 다시 제4장에서 구체적으로 설명하게 될 것이다.

아연 부족이 인공미각을 부채질한다

아연이라면 하얀 도금을 한 수도파이프(이른바 백관)나 습진 또는 화상에 바르는 하얀색 연고를 연상하게 된다. 파이프는 아연도금으로 하얗게 보이는 것이고 연고는 산화아연을 바셀린에 용해한 것이다.

우리나라에서는 아연이 유해금속이라고 알려져 왔다. 물론 최근에는 황산아연이 함유된 비타민제도 나와 있지만 아직도 인식이 잘 안 되어 있는 편이다. 아연이 신체 내에서 어떤 작용을 하는가를 알게 된 것은 아주 최근의 일이지만, 그 작용 중의 하나는 아연이 미각의 열쇠를 잡고 있다는 것이다. 아연이 부족하면 미각은 아주 둔해진다. 그런데 이상하게도 이렇게 둔해진 혓바닥이 설탕이라든가 인공감미료와 같은 것에는 아주 민감하여 몹시 달게 느껴진다는 것이다.

이 외에도 아연의 생리적 작용은 찬란하고도 다양하다. 이 점에 대해서는 제4장에서 구체적으로 설명하기로 하고 여기서는 미각에 대한 영향만을 다루기로 한다.

음식물에 인공을 가한 아연이 부족한 식생활을 계속하게 되면 더욱더 단 것을 찾게 되어 자연히 설탕의 노예가 된다. 다시 말해서 현대적 미각의 정체는 그 배후를 살펴보면 잘못된 식생활을 함으로써 생긴 악순환의 결과라는 것이다. 이러한 악순환은 특히 아연 부족으로 인한 것이 주가 되고 있다.

정백가공식품은 정제과정에서 아연이 대부분 제거되는데, 예를 들면 백미는 75%, 표백소맥분은 78%, 백설탕은 98%의 아연이 제거된다. 아연이 풍부한 식품으로는 굴, 조개, 녹황색야채, 양파, 밀기울 등이 있으며 일반적으로 시판되는 우유나 가공식품 등에는 부족하다.

현대 선진국의 식사는 알고 보면 이렇게 빈 껍데기에 불과한 것이다. 그러므로 이런 경우에 아이들보고 '설탕은 나쁘다, 안 된다'는 식으로 타일러 봤자 아무 소용이 없다. 그것보다 훌륭한 대책은 아연이 풍부한 자연식품을 먹으면서 식생활을 개선하는 일이다. 그렇게 하여 아연 부족을 해소하면 자연히 설탕을 덜 찾게 된다. 설탕에 매달리지 못하게 하느라고 무리하게 단속하느니 차라리 아연에 매달리는 식생활 혁명을 일으키는 쪽이 현명할 것이다.

아연에는 혓바닥의 미각신경을 정상화시킬 뿐만 아니라, 대뇌의 미각중추를 정상화시키는 작용이 있음이 밝혀졌다.

한국에서의 실례를 하나 들어 참고로 삼을까 한다. 어려서부터 단 것을 좋아해 드디어는 하루에 청량음료 두어 병과 튀김류 그리고 빙과류인 아이스크림 등 단 것을 먹지 않고는 잠을 이룰 수 없었으며, 중학교 때부터 정확히 저혈당증세를 나타내 학업성적도 떨어지고 성격도 차분하지 못하고 완전히 비정상적인 미각으로 변해 버린 소녀가 있었다. 그러나 그녀는 위에서 말한 식생활방법으로 완전히 정상적인 상태를 회복하였을 뿐만 아니라, 미각도 정상화되어 지금은 음식물에라도 설탕이 첨가되면 못 먹을 정도가 되었다. 이렇게 되기까지는 적지 않은 시간이 소요되었지만 10여 가지나 되었던 병명이나 증세가 사라져 구름 한 점 없는 맑은 하늘처럼 깨끗해졌다.

단 것을 거부한 구니자키의 해녀들

옛날부터 일본에서는 춘분이나 추분의 전후 3일 간을 합친 7일 간과 그 밖에 특별한 날이면 단팥죽을 먹는 관습이 있었다. 이런 특별한 날 외에는 단 것을 별로 먹을 기회가 없었다. 그러던 것이 지금은 매일같이 특별한 날인 양 단 것이 홍수를 이루고 있다. 세상천지가 온통 설탕절임과도 같이 되어버렸다. 설탕이 일본에서도 저혈당증, 당뇨병, 비만, 동맥경화증, 충치 등에 악영향을 미친다는 것은 이미 설명했지만 점점 더 설탕으로 인한 건강장애가 늘어가고 있다.

이것과는 무척이나 대조적인 예가 있는데, 그것은 일본 구니자키 지역의 해녀들의 자연적인 '건강미각'이다.

곤도 박사의 기록에 의하면, "구니자키의 해녀를 처음 만날 때 그들에게 주려고 과자를 사 가지고 갔다. 해안에서 쉬고 있던 해녀들은 과자를 내놓자 조금만 입에 댔을 뿐 먹으려 하지 않았다. 수줍어서나 체면 때문에 그러는 것은 아닌 것 같았다. 이유를 물은즉 '단 것을 너무 먹으면 힘이 빠져요. 몸이 말을 잘 듣지 않게 되니까요.'라고 대답했다"고 했다.

체험으로 설탕의 해를 알고 있었던 것이다. 현대인들은 이러한 '건강미각'을 잃어버렸는데 그 원인은 바로 식생활의 잘못에 있다.

설탕 말이 나왔으니 한 가지 더 언급치 않을 수 없다. 우리 같은 사람은 도저히 달아서 먹을 수 없는 것을 팔고 있는 맥도널드라는 미국의 외식산업을 미국사람들은 반건강산업으로 보고 눈엣가시처럼 대하고 있다. 그러자 앞날에 대해 불안을 느낀 제조업체들은 아무것도 모르고 있는 후진국의 시장에 눈을 돌리고 있다.

그리고 후진국 아이들의 입맛을 바꾸어놓기 시작했다. 공업후진국 사람들은 선진국의 것이라면 무엇이든 다 좋은 것으로 받아들이는 경향이 있어, 그들의 망국적인 식생활을 아무런 저항 없이 그것도 아주 재빠르게 받아들이고 있는 것이다. 이렇게 하여 '건강미각'을 상실해 가고 있다.

일본 후생성도 나쁜 식생활에 눈을 뜨고 있다

식생활 내용에 문제점을 가지고 있는 사람이 점점 증가하고 있다고 한 미국 농무성의 지적은 전술한 바 있다. 이와 같은 조사를 일본 후생성도 하였는데, 이에 의하여 역시 좋지 못한 식생활자라고 판정받은 사람은 많다.

1976년의 조사에서 12~50세로 좋지 않은 식생활이라고 판정된 사람은 남자 69.8%(나쁘다 28%, 조금 나쁘다 41.8%), 여자 63.3%(나쁘다 21.5%, 조금 나쁘다 41.8%)나 되었다. 이러한 판정의 기준은 녹황색야채 및 기타 야채류를 매일 먹는지, 해초나 고구마류를 먹는지, 기름, 우유, 생선, 육류 등을 먹고 있는지의 여부로서 결정된 것이다.

후생성의 판정기준에 의문의 여지가 없는 것은 아니지만, 아무튼 이 자료는 오늘날 반건강인이 많다는 사실을 감안해서 생각하면 과연 그렇구나 하고 납득을 할 것이며 실제 조사에서도 반건강인이 많이 있음을 잘 나타내고 있기 때문이다.

12~50세까지의 남녀를 대상으로 한 조사에서 '몸이 나른하고 피로하기 쉽다'라고 대답한 경우가 남자 15.8%, 여자 18.9%나 되었고, 특히 남자의 25~29세까지는 21.3%, 30~34세까지는 18.4%였고, 여자의 45~49세까지가 24.1%, 40~44세까지는 23.2%나 되었다. 그리고 그 밖의 주된 불건강지수에 있어서는 다음과 같은 것들이 있었다.

남자 : 입맛이 없다 5.0%(특히 많았던 25~29세는 10.1%), 통변이 좋지 않다 6.5%(20~24세 9.4%), 몸을 움직이면 가슴이 뛴다 4.9%(45~49세 9.3%), 밤에 잠이 잘 오지 않는다 6.2%(45~49세 8.4%), 다리가 무겁게 느껴진다 6.4%(45~49세 9.5%), 손과 발의 저린감 4.7%.

여자 : 입맛이 없다 4.3%(40~44세는 5.7%), 통변이 좋지 않다 18.8%(40~44세 23.8%), 몸을 움직이면 가슴이 뛴다 8.3%(40~44세 13.2%), 밤에 잠이 잘 오지 않는다 6.9%(35~39세 9.1%), 다리가 무겁게 느껴진다 10.0%(45~49세 15.5%), 손과 발의 저린감 8.5% (45~49세 16.9%).

이상과 같은 증세를 전혀 느끼지 못했다는 사람들이 남자 68.7%, 여자 56.0%에 불과했다. 요컨대 확실한 증세로 병원에 다니지는 않는다 해도 남자의 30% 이상 여자의 40% 이상이 반건강인이라고 하는 통계이다. 이와 같은 사람은 언젠가는 병에 걸릴 가능성이 있는 질병후보생이다.

식생활 개선으로 무병장수할 수 있다

앞서 말했던 '저혈당증'이라고 하는 새로운 현대병의 여러 증상과 지금 말했던 '반건강인'의 증상을 비교해 보면 공통점이 많음을 발견할 수 있다.

여기서 말하는 '반건강인'의 증세 등이 그릇된 식생활과 아무런 관련이 없는 것이라고는 생각되지 않았다. 예를 들면 즐거운 식사, 충분한 수면, 순조로운 배변은 건강의 척도라고 할 수 있고, 또 이 세 가지는 개별적인 것이 아니라 상호 연관성을 가지고 있는 것이다.

현대사회는 매우 복잡하기 때문에, '밤에 잠이 잘 안 온다'는 원인을 음식물 탓으로만 돌리는 것은 하나의 독단이겠지만, 음식물에 관계되는 경우가 많다는 점을 강조해 두고 싶다. '배변이 순조롭지 못하다'고 할 때에는 섬유질이 풍부한 해조류나 야채류의 섭취를 적극적으로 늘리면 좋아진다. '입맛이 없다'든지 '피로하기 쉽다'고 느끼는 것은 비타민이나 미네랄이 풍부한 해조류나 신선한 야채를 많이 먹고 칼슘이 풍부한 멸치나 새우 등을 뼈째로 먹고, 청량음료나 설탕이 함유된 음식물을 삼가면, 이상의 세 가지 증상은 한꺼번에 없어져 버릴 가능성이 많아진다.

칼슘은 천연의 트랭퀼라이저로서 신경의 흥분을 차분히 가라앉혀서 잠이 잘 오고 깊은 잠을 잘 수 있게 한다. 청량음료를 마시는 대신 된장국을 한 그릇 마시면 좋다. 된장국에는 소금이 들어간다는 문제가 없는 것은 아니지만 암을 예방하는 '리놀산에스테르'라는 영양성분도 들어 있고 각종 아미노산이 풍부해서 건강에 좋다.

하여튼 설탕이 13% 내외나 들어 있는 청량음료를 삼가면, 그만큼 설탕을 덜 먹게 되는 셈이고, 그러면 설탕을 연소하는 데 소모되는 비타민B_1을 비롯한 여러 가지 비타민도 덜 소비되겠고 더 나아가서는 칼슘의 손실도 그만큼 적어질 것이다. 비타민B_1은 신경이 활동을 정상화하는 데 필요하며, 이것이 부족하면 변비를 일으킨다는 사실도 최근에 알려졌다.

따라서 지금 말한 것같이 약간의 식생활 개선으로도 즐거운 식사와 순조로운 배변 그리고 충분한 수면 등 건강지수가 확보되는 경우가 많다.

"찐 멸치를 통째로 씹다니 그런 짓은 촌스럽다", 그리고 "된장국보다는 콜라 쪽이 현대적이다"라고 하는 젊은이들이 많겠지만, 그런 사람들은 소위 현대풍이랄까, 혹은 문화적이라는 무드나 관념을 자기 주위에 둘러 세워놓고 스스로 그 우리 속에 갇혀 있는 사람들이다.

칼슘에 대해서 첨언하면 지난날 형무소에서는 수인들에게 칼슘 강화식을 먹였던 적이 있는데, 이것을 '심정안정식'이라고 한다. 신경을 차분하게 안정시켜 주는 작용을 이용한 것이었지만, 지금은 형무소의 식생활도 향상되었기 때문에 그런 것을 먹이지 않는다. 요즘 신문의 건강란에는 칼슘 부족이 커다란 화제가 되고 있는데 그 이유는 간단하다.

우리들이 이제 수인이 되어 있기 때문이다. "찐 멸치를 그냥 통째로 씹어먹는 일은 촌스럽다"는 관념의 울타리 속에 갇혀 있는 수인들은 '가공식품'이라고 하는 문화적이고 현대적인 음식물만을 먹고 있기 때문이다. 그러기에 "건강하고 싶거든 형무소에라도 가라"고 하는 따위의 농담이 나돌고 있는 것이다.

칼슘이라는 말이 나온 김에 좀더 적어보자. 일본에서도 근래 노인들에게 '골조송증'이라는 병이 늘고 있다. 이 병은 일명 골다공증이라고도 하는데 뼈 속의 칼슘이 지나치게 녹아나와 특히 등뼈 부분에 구멍이 뚫리는 현상을 말한다. 이 병은 요즘 부쩍 늘고 있으나 초기에는 다른 병으로 오인되거나 또는 원인을 잘 몰라 치료가 지연되는 수가 있으므로 여기서 상세하게 설명해 둘 필요가 있을 것이다.

골조송증이란 보통 40대에 들어서면서 뼈마디가 저리고 쑤시며 등짝이 뻐근하고 허리에 통증을 느끼며 마음이 불안해지는 등의 증세를 나타내는 칼슘결핍증의 일종이다.

미국에서는 육류의 과다섭취가 이 병을 일으키는 한 원인으로 간주되고 있는데, 육류에는 인이나 유황 등 산을 만드는 성분이 많아 뼈 속의 칼슘을 녹여 몸 밖으로 배설시켜 버리기 때문이다.

요즘은 설탕과 인산이 들어 있는 청량음료 덕분에 칼슘이 수난을 당하고 있다. 콜라나 사이다를 마시면 그만큼 칼슘의 수요가 늘게 되는데, 이때 식사에서 칼슘 공급이 부족하면 뼈 속에 저장된 칼슘이 녹아나와 그 대신 소비되는 것이다.

골조송증에 있어서는 뼈조직 가운데서도 특히 등뼈부분의 칼슘이 녹아나와 스펀지와 같이 엉성하게 된다. 사람에 따라서는 등이 굽거나 키가 줄어들기도 하며 근육통을 호소하기도 한다. 심한 경우에는 척추에 골절상을 입기도 한다. 이 병은 처음엔 디스크나 신경통쯤으로 생각하기 쉽다. 폐경기 이후의 여성에게 발생비율이 높은데, 60대에서는 남자 6%에 비해 여자는 62%의 발생률을 보이며, 70대 이상에서도 남자 23%에 비해 여자는 70%의 높은 발생률을 보인다.

육류와 설탕의 소비가 많은 구미선진국에서는 식사만으로는 칼슘의 공급이 부족하기 때문에 별도로 칼슘 영양보조식품을 애용하고 있는데, 그 가운데에는 식용우골분 제제가 주종을 이룬다. 충분한 칼슘을 섭취하는 것은 중금속의 축적을 예방하고 스트레스에 강해지는 길이다. 그리고 공부하는 젊은이들에겐 학습능률향상에도 큰 도움이 되며, 요즘 사회적으로 큰 문젯거리가 되어 있는 '청소년비행'과도 밀접한 관계가 있음이 밝혀지고 있다. 산성식품을 과다섭취하는 현대인은 적어도 하루에 1,000mg의 칼슘을 섭취해야 한다.

생활방식과 장수와의 관계를 조사한 브레슬로 박사팀

현대선진국의 식생활에는 칼로리원의 과잉섭취와 미량영양소와 섬유질의 섭취 부족이라는 영양의 불균형이 존재한다는 것은 전술한 바 있는데, 이 점은 일본도 예외는 아니다.

덩치는 크지만 병치레만 하다가 일찍 죽을 것이 확실해 보이는 젊은 세대는 동물성단백질과 설탕 그리고 지방 등 칼로리과잉 상태와 비타민이나 미네랄 등 미량영양소 부족상태라는 과부족시대의 희생자이다.

서부일본 일대의 중고교생들에게 비타민B_1 부족병인 각기병이 늘어나 불가사의한 현상이라며 화젯거리가 된 일도 있었지만, 비슷한 사태는 이렇게 표면화된 것 외에도 많을 것이다. 요즘은 비타민B_1 부족에 의한 잠재각기라든가 비타민C 부족에 의한 잠재괴혈병 등 비타민 부족병이 늘고 있다. 여러 가지 비타민이나 미네랄이 복합적으로 부족되는 경우도 많을 것이다. 왜냐하면 비타민 B_1이나 비타민C만을 젓가락으로 밀어내면서 식사를 하고 있지는 않을 것이기 때문이다.

지금 젊은 여성 중의 10명에 1명꼴은 자기도 모르는 사이에 빈혈증으로 고통을 받고 있는데, 이 빈혈증의 대부분은 철분결핍성 빈혈로 철분의 섭취 부족에 기인하는 것이다. 철분 한 가지만 부족하다는 것쯤은 대수롭지 않은 것으로 치부할는지 모르겠지만 이것이 얼마만큼 무서운 것인가 살펴보기로 하자.

간단히 말해서 철분이 부족하면 산소를 운반하는 헤모글로빈을 만들 수 없게 된다. 그러면 아무리 심호흡을 열심히 해서 산소를 들이마셔도 인체를 구성하고 있는 60조의 세포에 산소를 운반할 수는 없다. 세포에 산소를 공급하는 것은 세포호흡이라고 해서 세포가 숨을 쉬게 하기 위함이다. 세포, 특히 뇌세포는 불과 2~3분간의 산소공급 차단만으로도 죽어버린다. 세포 내에는 미토콘드리아라고 하는 에너지생산공장이 여러 개 있는데 산소는 그곳에 들어가 영양소의 연소를 돕는 것이다. 산소가 부족하면 연소가 잘 될 리 없다. 결국 노폐물이 수북히 쌓여 몸이 고달프게 된다.

1979년의 일본국민영양조사에 의하면 칼슘, 비타민A, B_1, C는 평균해서 필요량의 90~95% 정도만 섭취하고 있다고 한다. 특히 칼슘은 90%라는 낮은 수준에 있다.

여기서 한 가지 부연설명을 해야 되겠는데, 독자들은 90%라면 어지간히 되었다는 생각을 가질는지 모르겠다. 그런데 이러한 1일 수요량은 실험동물에 의해 결정되어진 것임에 유의할 필요가 있다.

실험동물은 항시 일정한 온도를 유지하며, 무균상태의 소음공해나 스트레스 따위가 전혀 없는 이상적인 틀 안에서 일정한 규정식만을 먹으면서 산다. 이러한 유리항아리 속의 쥐와 현대의 복잡한 사회구조 속에서 술 마시고 담배 피우고 각종 스트레스에 시달리며 사는 사람을 어떻게 비교할 수 있겠는가?

예를 들어 비타민C의 1일 최저수요량은 성인에 있어서 50~60mg으로 정해져 있다. 그런데 최근 알려진 바에 따르면 담배 1개피를 태우면 25mg의 비타민C가 소모된다고 한다. 그렇다면 하루에 담배 1갑을 피우는 사람 같으면 1일 최저 550~560mg의 비타민C를 섭취해야 되지 않겠는가?

알코올을 많이 마시는 사람, 심한 스트레스 상태에 놓여져 있는 사람, 육식과 같은 산성식품을 과다하게 섭취하고 있는 사람, 지하에서 매일같이 일하므로 태양광선을 잘 쪼이지 못하는 사람들, 뜨거운 노동환경에서 많은 땀을 흘리는 사람…… 등등 잡다한 서로 상이한 조건하에 사는 만물의 영장인 사람과 어떻게 비교가 된단 말인가. 이렇게 본다면 그 90%란 숫자도 믿을 만한 것이 못 된다.

그뿐만이 아니다. 일본 후생성이 조사대상으로 한 것은 고작해서 비타민A, B_1, B_2, C나 미네랄로서는 철, 칼슘뿐이었다. 이것이야말로 전근대적인 수준이다. 인체를 구성하고 있는 것은 미네랄만 해도 적어도 50여 종이나 된다. 비타민에도 20여 종이나 있다.

그러니 적어도 70여 종의 반인 35여 종쯤은 조사해 봐야 옳을 것이다.

미국에서 실시한 식생활습관이라든가 운동 등 생활방식과 장수와의 관계에 대한 유명한 연구가 있다. 브레슬로 등 캘리포니아주 보건국의 연구팀이 행한 것으로 영양문제위원회에서도 화제가 되었는데, 이 연구조사에서는 장수를 위한 요건으로 식생활, 운동, 수면 등 7가지를 지적하고 있는데 그 중 식사내용이나 식습관이 장수와는 가장 밀접한 관계에 있다고 한다.

한 예를 들자면 아침식사는 꼭 해야 된다. 또 식사는 규칙적으로 하고 간식은 금하라는 식으로 되어 있다. 그리고 운동과 수면에 관한 것도 포함한 이 7가지의 열쇠 중에 3개 이하밖에 지키지 못한 사람은 6~7개를 지키는 사람에 비해 45세를 기준으로 할 때, 그 후의 기대여명에 있어 11년이라는 큰 차이가 나타난다고 말한다. 뿐만 아니라 아침식사는 특히 중요한 것으로 이를 뺀다는 것은 말도 안 된다고 지적하고 있다.

값싼 동물성지방이 많은 학교급식

일본에서는 '지금의 학교급식은 아이들 몸에 해롭다'고 해서 도시락을 들려서 학교에 보내고 있는 가정이 늘고 있다. 오쿠니 박사의 학교급식에 대한 충고는 앞에서 설명한 바 있다.

오쿠니 박사는 "학교급식 예산이 불충분하다. 그래서 영양사는 칼로리를 높이기 위해 값싼 동물성지방을 쓰게 된다"고 했다.

일본 문부성은 사립의과대학에까지 인심 좋게 보조금을 대주고 있다. 전국 27개 사립의과대학에 들어가는 보조금 총액은 약 360억 엔(1980년)에 달하며, 물론 이 밖에 국립의과대학도 막대한 보조금을 받는다.

의사가 되겠다면 제 돈으로 배우면 될 것이 아닌가. 그런데 어찌하여 이러한 구조로 잘못되어 있는 것일까. 학교급식의 예산을 대폭 증액하든지 아니면 차라리 식사개선을 위한 캠페인에 돈을 대주든지 하는 것이 더 합리적일 것 같은데 문부성은 문부성일 따름이지 보건교육복지성(미국)이 아니라서 그런 모양이다.

미국의 보건교육복지성 당국은 "어린이들에게 영양교육을 시키는 편이 보다 합리적이다. 그것을 위해 지급되는 예산은 아끼지 않는다. 이것을 절약함으로써 그 몇십 배의 의료비를 장차 지급하게 될 테니까"라고 하였다.

일본 문부성은 의사교육이나 의사만을 좋아하지 보건과 같은 일은 관할 밖인 것 같다. 학교급식의 예산을 늘려서 보다 자연스런 식품을 급여하면 의사는 남아돌아가게 될지도 모르는데 말이다.

일본 후생성은 매년 국민영양조사 결과를 발표하고 있다. 그 중 1955년부터 1970년까지의 조사보고서의 머리말을 계속해서 읽어보면 "일본도 드디어 선진국의 수준과 같은 동물성 영양의 섭취가 증가되고 있다. 이는 매우 바람직한 경향이다"라는 내용으로 일관하고 있다.

1965년대 말에 이르러서는 매우 막연한 표현이긴 하지만 이러한 식으로 변해갔다. "영양의 섭취방법과 관련이 있는 건강문제가 대두되고 있다." 이 말은 음식의 구미화나 영양과정이 문제가 되어 비만, 고혈압, 당뇨병, 심장병 등이 문젯거리로 등장하였음을 말한다.
 시대는 분명히 그 무렵부터 변천하기 시작했다. 그러나 후생성은 이렇게 잘 알고 있으면서도 문제에 개입하려고는 하지 않았다. 전국을 통틀어 한 줌밖에 안 되는 보건소에 '성인병 식사상담실' 같은 것 정도나 설치해 놓고 얼버무리고 있다. 일반 국민 가운데서 「국민영양백서」와 같은 보고서를 읽는 사람이 얼마나 될까. 그뿐 아니라 성인을 대상으로 성인병 상담실 따위를 설치·운영해 봤자 아무런 의미가 없는 것이다. 성인병은 잠복기간이 긴 병으로 10년, 20년이나 되는 오랜 세월 동안의 잘못된 식생활이 원인이기 때문이다. 좀더 분명한 태도로 앞장을 서야 할 시기는 이미 지나가버린 것이다.

어머니 교육이 우선되어야 한다

 갈브레이드라고 하면 하버드대학 교수로서 『불확실성의 시대』라는 저서로 세계적으로 유명한 학자인데, 그의 저서를 검토해 보면, 이 사람은 자기 머리 속에 있는 기준척도를 절대로 바꾸려들지 않는 사람이며 시대가 바뀌고 만사가 변천하는데도 언제까지나 같은 사고방식으로 해결하려고 하는 옹고집쟁이라는 것을 알 수 있다.
 이렇게 고집에 집착해 있으니까 뭐가 뭔지 알 수 없게 되는 것은 당연하다. 숫자상으로만 연장되었을 뿐인 평균수명이라는 척도를 가지고 질병이 많은 현실을 알려고 하면 역시 뭐가 뭔지 알 수 없게 된다. 이것은 척도가 옳지 못하기 때문이다. 어린아이는 잘 죽지 않게 되었으나 중년층의 죽음은 증가하고 병든 노인이 많은 세 개의 척도를 가지고 보면 현실의 의미를 명확하게 알게 된다. 이렇게 해도 평균수명의 숫자놀음만은 확실히 연장되어 있다.

"참으로 형편없어요. 요리라고 고작 카레라이스나 오므라이스 같은 두서너 종류밖에 모르는 어머니들뿐이니까요." 오쿠니 박사는 이렇게 말하면서 무엇보다도 먼저 어머니 교육이 절실히 필요하다고 역설하고 있다. 또 요리를 모르는 어머니는 손쉽게 먹을 수 있는 가공식품이나 인스턴트식품만을 어린이에게 먹이게 되고, 따라서 고콜레스테롤 아이들을 만들고 있다고 탄식한다.

그러한 가공식품은 값싼 동물성식품으로 만들어진 것들이다. 조미방법도 담백한 자연의 맛을 없애고 소금이나 설탕을 듬뿍 넣어 맛을 낸다. 가뜩이나 소금을 많이 먹는 게 탈인 한국의 경우에는 인스턴트 라면 1봉지에 5g 내외의 소금과 기타 나트륨염 식품첨가물이 들어 있다는 사실을 어머니들은 알고 있어야 한다.

그러나 이 무지한 어머니들은 세 가지 면에서 경제성장에 공헌하고 있는데, 이 경제지상주의라고 하는 것도 현대적인 무드의 하나이다.

잘못된 식생활 —— 알았다면 빨리 고쳐야 한다

어머니들은 첫째로 가공식품 산업을 번영시켜서 경제성장에 공헌하고, 둘째로 병든 남편이나 아이를 늘려서 의료산업에 공헌한다. 즉 의료비는 급증하고 있지만 이것도 국민소득을 계산할 때는 한 몫을 하는 셈이 되어 성장의 숫자놀음에 가담하게 되니까 요컨대 그만큼 경제성장에 공헌하는 일이 된다. 어리석고 바보 같은 이야기지만 그 국민소득이라고 하는 숫자는 그저 그런 숫자놀음이기 때문에 건강과는 아무런 관계도 없는 별개의 것임을 알아야 한다.

매스컴은 "경제성장의 '그늘'에서 질병은 늘어나고 있다"라는 보도를 곧잘 한다. 건강과 경제는 관계없는 것이니까 '그늘'에서라고 말해서 범벅으로 뒤섞어놓는지 모르나 좋은 표현이라고는 볼 수 없다. '그늘'에서가 아니라 질병이 늘어남으로써 결과적으로 그만큼 경제를 성장시키고 있는 것이다.

1986년도 우리나라의 의약품 총생산액을 보면 1조 7,485억 1,300만 원으로 집계되고 있다. 이것은 모두 10,908종의 의약품 값이다. 우리나라의 동년도에 있어서의 가구당 월평균 의료비는 도시지역에서 25,610원이고 농촌지역에서 20,508원(1985년도)으로 나타나 있다.

요리에 문외한인 어머니는 밖에서 활동하고 있고, 어제까지 가정부 생활을 하던 여자가 결혼해서 주부가 되면 그 가정부의 급료만큼 국민소득이 줄어드니 경제는 마이너스가 된다. 그러나 두 사람의 재산은 불지도 줄지도 않았지만 한 사람의 행복만은 확실히 증가했을 것이다.

경제는 2중 3중으로 마이너스 성장을 시켜도 병이 없는 편이 좋은 것은 두말할 나위가 없다. 이러한 면으로 보면 경제성장이라든가 국민소득이라고 하는 것은 기묘한 숫자놀음에 불과한 것임을 알 수 있다.

밖에 나가서 일을 하므로 자기도 벌고 아이들의 병도 많아져서 3중으로 경제성장에 공헌하는 일이 좋은 것인지 어떤지는 단순하게 결정지을 수는 없다. 그러나 어디서든 혹은 어쨌든간에 우리들의 생각을 고치지 않는 한 반건강인시대라는 질곡에서 탈피하지 못할 것이라는 사실만은 확실하다.

제 4 장 식생활 개선으로 건강증진과 질병을 치료하는 시대가 왔다

영양문제위원회는 6가지 식생활 개선목표를 제시했다

　영양문제위원회의 결론 가운데 하나로서 전분질이 많은 식물성 식품을 주로 섭취하고 있는 국민이 총체적으로 건강하다는 것을 여러 번 강조했지만, "아프리카 흑인에게서 배우라"고 케네디 의원이 주장하는 아프리카식 식사도 그러한 식사형태였다.
　"미국사람은 모두 등에 혹을 가지고 있다"며 중국의 부수상은 미국인들의 비만을 꼬집었다. 2년 간에 걸친 세심하고도 진지한 심의를 마치고「미국인의 식생활 지침」을 발표하면서 맥거번 위원장은 "미국이 건강기아국이 된 이유도 알고 보면 지극히 간단한 것이다. 지난 반세기 동안 식사내용이 우리도 모르는 사이에 점점 나쁜 방향으로 변화되어 왔고, 이와 같은 사실을 우리들이 모르고 지내왔다는 데 있다"라고 했다.「미국인의 식생활 지침」은 결국 전분질을 증가시키고 동물성식품을 감소시키라는 내용이다. 우리에게도 많은 참고가 될 것으로 생각되어 그 내용을 간추려 보겠다.

  1) 현재 섭취하고 있는 총칼로리 중 전분질의 양을 46% 수준에서 55~60%까지 높여라.
  2) 현재 섭취하고 있는 총칼로리 중 지방의 양을 40% 수준에서 30%로 낮추어라.
  3) 동물성지방과 식물성지방은 둘 다 감소시켜야 하는데, 전자는 총칼로리의 10%, 후자는 총칼로리의 20%가 되게끔, 즉 1 : 2의 비율로 하라.
  4) 콜레스테롤은 하루 300mg으로 감소시켜라.
  5) 설탕소비는 40% 감소시켜 총칼로리의 15%까지만으로 해라.
  6) 소금의 섭취도 50~80% 감소시켜 3g만 섭취하라.

  이상을 6대 목표로 하고 이 목표를 달성하기 위해서 7가지 부수적인 구호를 제시했다. 즉 과일, 야채, 곡물은 가급적 완전곡물 —— 쌀이면 백미보다 현미 —— 을 섭취하라는 것 등이 바로 그것이다. 스웨덴 등 북유럽의 3개국의학조사회의도 비슷한 것을 발표하고 있는데 그 내용은 다음과 같다.

  1) 녹황색야채와 두류를 현재의 2배로 늘려라.
  2) 과일은 5% 증가시켜라.
  3) 감자류는 25% 증가시켜라.
  4) 근채류도 2배로 증가시켜라.

5) 지방류는 25% 감소시켜라.
6) 설탕(설탕이 함유된 청량음료, 과자 등)은 25% 감소시켜라.
7) 고기는 가급적 붉은 부분을 먹어라.

여기서 우리들이 유의할 점은 이것들은 모두 서양사람들의 현재의 식생활 방식과 경제사회적 여건 등을 종합적으로 평가해서 나온 결론이므로 그대로 우리의 실정에 맞는다고 생각해서는 안 된다는 사실이다. 영양문제위원회도 이것을 제시하면서 이것만이 최선의 것이라고는 하지 않았다.

식생활이나 식습관은 하루아침에 변경시킬 수 없기 때문에 이와 같은 지시는 가급적 그 내용과 비슷하게, 각자의 실정에 맞게 응용해서 실행하라는 뜻으로 해석하는 것이 좋다.

세계 모든 나라의 식생활과 건강과의 관련을 조사한 결론으로써 영양문제위원회는 "높은 수준의 전분식을 하는 국민이 건강하더라"고 하고 있는 만큼 이 수준으로 접근하라는 뜻이다. 높은 수준이라 함은 총칼로리의 65~80%를 전분식으로 섭취하는 국민을 말한다.

몰몬교도의 건강수칙

몰몬교도의 식사는 영양문제위원회에서 주목을 끌었는데, 영양문제 전문가들은 "이러한 식사방식은 건강불확실성시대에서 보기 드문 진실의 섬이다"라고 평가했다. 몰몬교도는 캘리포니아주를 중심으로 미국 전역에 약 230만 명이 있다.

모든 종교의 신도들이 다 그렇듯이 그들도 계율을 엄수하는 사람과 그렇지 않은 사람이 있지만, 대체적으로 그들의 식사내용은 미국적인 것보다 훨씬 식물성 위주로 되어 있다.

19세기 초에 이 종교를 창시한 교주 조셉 스미스가 교시한「건강수칙」은 식사의 기본이 규정되어 있는데 그 요점은 대략 다음과 같다.

- 곡물은 생명의 줄이다.
- 야채나 과일은 무엇이든 손에 넣을 수 있는 것은 다 먹어라.
- 고기는 적게 먹어라.
- 약초는 야채나 과일을 보충하는 뜻에서 무방하다.
- 술과 담배 그리고 뜨거운 차는 금하라.

특히 곡물에 관한 규정에는 특색이 있는데 "흉년에 대비해서 1~2년 간 먹을 것은 반드시 비축하고, 비축할 때에는 가공하지 않은 그대로 하라"고 정하고 있다. 지금도 대부분의 신도들은 곡물을 원상태대로 저장하고 필요할 때 제분해서 먹는데, 밀가루는 정백하지 않고 통밀가루로 한다.

몰몬교도라고 말하면 의학적으로 우리와는 전혀 다른 것 같지만 그렇지가 않다. '담배와 폐암'과의 관련성은 우리도 잘 알고 있는데, 이 연구의 대상은 바로 몰몬교도들이었다.

뉴욕 메모리얼 병원의 연구자들은 몰몬교도들에게는 폐암의 발생률이 현저하게 적다는 사실에 착안해서 연구한 결과를 1950년에 발표했는데, 폐암이 적은 원인은 그들의 교리인「건강수칙」가운데 금연 사항이 있고 많은 교도가 이를 잘 지키는 까닭이라는 것이다.

여기서 새로운 정보에 입각하여 몰몬교도들이 폐암에 잘 걸리지 않는 다른 이유에 관해서도 생각해 보자.

몰몬교도들은 첫째로, 야채류를 풍부하게 섭취한다. 녹황색야채에는 베타카로틴이 풍부하다. 베타카로틴은 체내에 흡수되어 비타민A로 전환된다. 비타민A는 암을 억제하는 작용이 있으며 특히 폐암에 유효하다. 최근의 연구보고에서도 녹황색야채를 많이 먹는 사람에게서는 설령 흡연자라 할지라도 폐암의 발생률이 적다는 사실이 밝혀졌다.

몰몬교도들은 둘째로, 완전곡류(비정백가공의)와 양파·마늘 등 약초류를 먹는데 여기에는 비타민A, 비타민B_{17}, 셀레늄 등이 정백식품에 비해 비교가 안 될 만큼 풍부하다. 그 밖에도 비타민B_{15}가 풍부하다. 이것들은 모두 암을 예방하는 힘을 가지고 있는 영양물질들이다. 게다가 육식을 덜한다는 사실도 간과할 수 없는 암예방상 유리한 조건이다.

아마도 이 모든 조건이 협동하여 암발생률을 낮게 하였을 것이다.

몰몬교도들에 관한 건강조사는 이전부터 캘리포니아주, 유타주의 보건당국이나 일부 학자들이 연구해 오고 있으며, 이 조사에 협력한 솔트레이크시의 간부이며 몰몬교도인 카힐 씨는 이렇게 말하고 있다. "나는 항상 우리 집 지하실 드럼통에 밀을 저장하고 있으며 지금도 수년 전의 밀을 먹고 있다."

몰몬교도들의 식사의 특색을 요약하면 식물성 위주의 식사라는 것, 즉 야채나 과일을 많이 먹고 곡물은 정백하지 않은 것을 먹는다는 것인데, 이런 것들이 어떤 의미를 갖느냐에 대해서는 한 마디로 말할 수 없겠지만 여하튼 그들 230만 교도들은 다른 미국사람들에 비해서 훨씬 건강하다. 식생활을 제외한 주거환경이나 기후 등 다른 생활환경은 다른 미국사람들과 같은 조건이라는 사실을 감안할 때 식생활이 건강에 미치는 영향이 얼마나 큰 것인가를 알려주는 좋은 교훈으로 받아들여야 할 것이다.

몰몬교도는 어느 미국인보다 건강하다

몇 가지 중요한 질병을 비교해 보더라도 미국의 전국 평균에 비해서 많은 차이가 있었다. 예를 들면 여성의 식도암은 90%나 적으며 당뇨병, 신장병, 방광염 등 비뇨기과 질환은 50%나 적다. 또 몰몬교도와 일반 주민이 같이 살고 있는 지방의 암사망률도 전국 평균보다 낮다. 몰몬교도가 인구의 90%를 점유하는 유타주 유타 마을의 암발생률은 남자에서 35%, 여자에서 28%나 다른 지방에 비해 낮다. 인구의 73%가 몰몬교도인 유타주 전체의 암발생률은 남자가 27%, 여자가 26%로 다른 주에 비해서 적으며, 심장병도 전국 평균의 2분의 1에 불과하다. 폐암이 적은 것은 물론 유방암, 자궁암, 대장암, 방광암, 구강암, 인후암 등도 훨씬 적은 것이 특징이다.

영양문제위원회에 자료를 제공한 라슨 여사는 "건강수칙을 현대적인 안목에서 다시 고찰해 본다"는 논문을 발표했는데, 이를 보면 몰몬교의 교주 스미스가 1833년 이와 같은 「건강수칙」을 규정하게 된 배후에는 특별한 사정이 있었다고 한다. 1822년 미국 해안지방에는 콜레라가 크게 유행해서 뉴욕시 당국에서는 과일 매매를 금지시키고 과일이나 야채를 먹지 못하게 했으며 단지 감자, 토마토, 양파 등 몇 가지 야채만을 먹되 그나마 되도록 적게 먹을 것을 권장했다. 또 생야채샐러드는 위험하므로 야채도 잘 익혀 먹으라고 계몽했었다.

한편 당시 서부개척지로 향하던 많은 사람들에게 인디언 이상으로 무서운 적은 괴혈병이었다. 광막한 황야에 야채나 과일이 있을 곳 없으니 자연히 그들은 야생동물을 잡아 고기만을 주로 먹게 되어 비타민C 부족현상이 심하게 나타났다.

이러한 실정에서 야채와 과일에 대한 금지령이 내렸으니 콜레라 예방을 위한 선의적인 계몽이 괴혈병을 증가시키는 데 박차를 가하게 되었던 것이다. 이러한 상황을 보고 있던 교주 스미스는 당국의 지시와는 정반대되는 「수칙」을 정하게 되었다고 라슨 여사는 말하고 있다.

오늘날의 사회 전체를 총괄해서 보면, 동물성식품의 과잉섭취는 마치 서부개척 당시 동물의 고기만을 먹던 시대와 비슷한 양상을 띠고 있으니, 이에 대한 책임은 동물성단백질을 권장했던 칼로리 위주의 영양학자들이 져야 할 것 같다.

하샤프트 박사는 채식주의를 목표로 삼으라고 증언

영양문제위원회는 채식주의협회로부터도 증언이나 자료를 수집

했는데, 그 중에서 채식주의식보급협회장인 하샤프트 박사는 "단지 동물성식품을 지금보다 적게 섭취하라는 등의 소극적인 권장이어서는 안 된다. 단계적으로 전폐하고 완전채식주의로 하는 것을 최종 목표로 삼아야 한다"고 증언했다. 그의 증언의 요점은 다음과 같다.

1) 유방암, 결장암뿐만 아니라 대부분의 암은 동물성식품과 관련된다.
2) 통풍, 골조송증 등의 병은 채식주의자에게는 거의 없다.
3) 채식하는 편이 건강하고 장수한다는 동물실험이 많다.
4) 제1차 세계대전 중 덴마크는 부득이 육류 수입을 금지했더니, 사망률이 인구 1,000명당 12.5명에서 10.4명으로 저하되었다.

또한 그는 하버드대학과 라마린다대학에서 공동으로 조사한 각종 통계치를 제시하면서 채식주의 식사가 우수하다고 설명하고 있는데, 이 대학들의 조사는 완전채식주의자, LO채식주의자(계란과 우유만은 먹는 채식주의), 보통 미국사람 등 3그룹의 영양 및 건강상태 등을 비교조사하였던바 그 결과는 다음과 같다.

1) 어느 그룹에서도 8가지 필수아미노산을 포함한 단백질 부족은 생기지 않았다.
2) 혈액 중의 단백질인 글로불린 등의 수준도 눈에 띌 만큼의 차이는 없었다.
3) 성장기에 있는 소년 소녀들의 발육도 3그룹간에 거의 차이가

없었다.

4) 성인의 콜레스테롤치와 체중은 채식주의자가 훨씬 적었다.

단, 독자들이 채식을 하고자 할 때에는 흰콩, 참깨 등과 미역, 다시마 등 해조류를 적극적으로 섭취하는 일을 잊어서는 안 된다.

하샤프트 박사도 곡물, 야채, 과일, 두류 등의 밸런스를 강조하고 있다. 요는 동물성단백질 대신 대두단백질을 보충하라는 뜻이다. 우리 민족은 옛부터 된장, 고추장, 두부, 콩나물, 콩비지 등 좋은 대두식품을 애용해 왔다.

그러면 결론적으로 어떤 식사가 좋을까? 이론적인 것은 고사하고 완전채식주의에 관해서는 실증적인 통계가 별로 없으니 곤도 박사의 「장수를 위한 식사처방」이나 혹은 몰몬교도의 식사법을 참고로 하는 게 좋을 것이다. 그러나 어느 것이 우리들에게 꼭 알맞는 것인가는 분명 더 연구해 볼 만한 가치가 있을 것이다. 그래서 다음 장에서는 스스로 판단하여 자기 가정의 식생활 지침을 삼는 데 필요한 과학적인 기초정보를 제공하려고 한다. 그것을 참고로 이상적이고 자신의 환경이나 체질에 알맞는 방법을 체험적으로 발견하여 열심히 실천해 가길 바란다.

세계의 장수국으로 알려진 훈자지방의 장수지역도 비록 적은 양이긴 하지만, 이따금씩 야생동물의 고기나 알 그리고 젖을 먹고 있는 실정이다. 또 삶의 몸은 어느 정도 적응하는 능력이 있으니 너무 신경질적으로 생각할 필요는 없다. 식사는 생활의 중요한 일부이니 만큼 기호에 맞게 즐겁고 다양하게 꾸밀 필요가 있다. 중요한 문제는 영양의 균형을 유지하는 일이다.

곤도 박사의 장수하는 식사처방

일본의 장수촌을 답사한 후 건강하고 장수하는 열쇠가 그들이 먹는 음식물에 있다고 규명한 곤도 박사의 연구조사 중에서 장수촌과 단명촌의 상황을 구체적으로 살펴보면, 일본의 장수촌은 거의 다 해변가에 있거나 오키나와와 같이 육지와 멀리 떨어진 섬에 집중되어 있다는 것이다.

이것은 아마 최근 장수식품으로 각광을 받고 있는 미역, 다시마 등 해조류를 많이 먹고 있기 때문이라고 볼 수 있다. 앞면이 바다이고 뒷면이 산간지대인 곳에서는, 바다에서 생산되는 생선이나 해조류를 먹고 밭이나 야산에서 나는 잡곡류, 야채류, 산채류 등을 먹으므로 자연히 균형 있는 식생활을 할 수 있다는 게 장수촌의 공통적인 특색이다.

이와는 반대로 단명촌은 균형이 맞지 않는 식생활을 하고 있는 곳이다. 즉 어떤 고장에선 주로 쌀밥을, 어떤 섬에서는 주로 생선만을 섭취하게 되므로 균형이 맞지 않는 식생활이 생명을 단축시키고 있다고 본다.

식사내용이 건강과 얼마나 밀접한 관계를 가지고 있는가를 명백히 했다는 점에서 곤도 박사의 조사는 대단히 의의가 있다는 평을 받는다.

그의 조사에서 한 예를 보면 장수촌에서의 장수자율(그 마을 인구 중에 70세 이상의 사람이 몇 % 있느냐를 나타내는 수치)은 5%에서 높은 곳은 16%인데 비해 단명촌에서는 불과 1~2% 정도이고 심한 곳은 0.8~0.9%인 곳도 있었다. 그리고 단명촌은 흰쌀밥,

물고기 등을 많이 먹는 반면에 야채나 잡곡류는 적고 야채는 먹어도 한두 종류밖에 없는 식생활이었다.

어떤 장수촌은 쌀은 있어도 귀하기 때문에 주로 보리와 감자를 주식으로 했으며 상품가치가 높은 생선들은 팔아야 했기 때문에 마음껏 먹을 수 없는 형편이었다. 밭에서는 콩이나 야채를 얻었고, 해조류는 1년 내내 먹고 있었으며, 참깨도 많이 재배하고 있었다. 특히 오키나와의 다케도미섬은 인근 부락보다 특출하게 장수자율이 높은 섬으로 80~90세 노인들이 밭에서 일할 정도로 건강했는데, 주식은 조, 피, 감자 등이었다. 섬인데도 생선에만 의존하지 않고 야채와 메주콩을 비롯한 여러 가지 콩 종류가 많아서 두부나 된장 등을 항상 먹고 있었다.

반면에 이키다현의 어느 마을은 쌀 주산지로 유명한데 대부분이 논이고 밭이 거의 없어 쌀밥만을 주로 하는 단명촌이었고, 북해도의 어느 섬은 100년 전쯤에 개척된 곳인데 원래 경작지가 협소한 데다 정어리 어업의 중심지가 되다 보니 생선과 쌀밥 중심의 식생활이 되어 심장병으로 일찍 죽는 단명촌이 되어 있었다.

이상에서 우리는 쌀밥 편중, 야채 부족으로 생선만을 반찬으로 먹은 곳은 단명촌이고, 생선과 콩을 약간씩 먹으면서 야채류와 해조류를 충분히 먹는 곳은 장수촌임을 쉽게 알 수 있다. 따라서 단명과 장수의 요체는 식생활의 균형임을 알 수 있다. 그 기준은 아래의 5가지이다.

1) 동물성단백질이나 식물성단백질이나 골고루 필요한 양을 취한다.

2) 동물성식품이 과잉되는 소위 사치스런 식사는 심장병을 일으키기 쉽고 일찍 죽는다.

3) 감자 종류에서 취하는 전분질의 양은 다른 곡물에서 취하는 전분질의 양보다 적게 취해도 곧 배부른 느낌을 주게 되므로 칼로리의 과잉섭취를 방지하는 의미에서 권장할 만한 식품이다.

4) 야채는 여러 종류를 많이 먹어야 한다.

5) 곡류는 쌀에만 의존하지 말고 종류가 많을수록 좋다.

그러나 곤도 박사는 현대의 동물성단백질 중심의 영양학이나 채식주의 식사법에도 다같이 의문점을 던지고 있는데, 그 이유로는 동물성단백질의 과잉은 심장병 등의 원인이 되고 또 칼로리의 과잉현상을 나타내므로 좋지 않으니 단백질 섭취는 가급적 식물성인 대두류에서 취하는 것이 바람직하다는 것 등이다.

대두류는 성장기의 어린이들에게 키를 크게 하는 효과가 별로 없다는 약점이 있지만 다른 면에서는 동물성단백질과 충분히 대치할 수 있다고 한다. 그래서 성장기 어린이들은 어느 정도 동물성단백질을 취해야 하지만 성인이 된 후에는 감소시키는 방향으로 노력해야 할 것이다. 특히 채식주의자들에게는 대두류로 단백질의 부족을 보충해야 하므로 콩을 많이 먹지 않으면 위험하다고 충고하고 있다.

좀더 구체적으로 다음과 같이 장수를 위한 처방을 제시하고 있는데, 이 처방은 누구나 쉽게 실행할 수 있는 방법이다. 그러나 이 처방은 과거 20년 간의 조사에서 얻어진 것이어서 운동량에 있어서 많은 차이가 있다. 옛날 사람들이 평균적으로 몸을 많이 움직였다는 사실과 또 요즘 사람들은 육체근로자를 제외하고는 교통수단의 발달 보급 등으로 운동량이 부족하다는 점을 고려하면서 곤도 박사의 식사처방을 보도록 하자.

〈어른〉 1일 2,200칼로리
　　　　생선 … 1점
　　　　육류 … 40g
　　　　두부 … 5분의 1모
　　　　된장 … 1숟가락
　　　　계란 … 1개
　　　　우유 … 1병
　　　　치즈 … 1조각
　　　　밥 … 6공기
　　　　감자 … 1개 반
　　　　설탕 … 2숟가락
　　　　버터 … 2분의 1숟가락
　　　　녹황색야채 … 시금치 2포기, 당근 4분의 1개
　　　　양배추 … 잎 1장
　　　　오이 … 1개
　　　　밀감 … 2개
　　　　김 … 1장

이상의 것들은 대략적인 것으로 김 1장이라고 했지만 그 대신 미역이나 다시마를 먹어도 무방한 것이다.

또 곤도 박사는 이것도 안 된다 저것도 안 된다는 식의 말은 결코 하지 않고 "식사는 균형만 잘 잡혀 있으면 무엇을 먹어도 좋다"고 말하고 있다. 이것도 안 되고 저것도 안 된다는 식의 주문을 요즘 많이 듣게 되는데, 이는 식사와 건강문제를 전혀 이해하지 못하고 있는 발상이라 생각된다.

여러 가지 곡물을 섞어 먹는 게 건강에 좋다

잡곡밥을 먹는 게 쌀밥을 먹는 것보다 건강에 좋다는 사실은 다 알고 있다. 얼마 전만 해도 잡곡밥, 특히 보리혼식을 많이 권장했고 정부미를 팔 때에도 보리를 혼합해서 판매하고 있었다. 퍼시 의원과 같이 60종류의 곡물을 다 섞어 먹지는 못해도 적어도 7~8종류는 먹는 게 좋다. 세계의 장수촌임을 자랑하는 푼자지방, 남미의 비르카밤바, 코카서스의 그루지아 공화국 등에서는 모두 여러 가지 곡물을 섞어 먹는다. 북유럽 각국의 건강은 나맥과 기타 많은 종류의 곡물로 유지되어 왔었다. 그들 나라는 밀을 경작하기에는 기후풍토가 적합치 않았다. 그러던 것이 밀이 손쉽게 들어오게 된 뒤부터는 밀에 편중하게 되어 불건강하게 된 원인의 하나가 되었다고 주장한 학자가 영양문제위원회 증언자 중에 상당수 있었다.

스코틀랜드도 이 점은 같았다. 영양문제위원회는 아프리카 흑인의 건강유지에 옥수수를 비롯한 잡곡이 중요한 역할을 했다고 말했다.

영양사의 칼로리 계산에는 잡곡을 전분질 식품으로 일괄해 버리지만, 예를 들면 쌀이나 밀에 비해서 나맥이나 귀리는 철분은 많지만 나이아신(비타민B_3)은 적다든가 하는 특징이 있으므로 도매금으로 처리하는 것은 바람직하지 못하다.

왜 완전곡류를 먹어야 하는가

곤도 박사는 "영양의 균형이 잘 잡혀진 식생활을 하고만 있다면 굳이 먹기 힘든 현미밥을 먹을 필요는 없다"고 했지만 다음과 같은 이유로 완전곡류는 필요하다.

1) 완전곡류는 비타민E를 비롯해 비타민B군의 여러 비타민이 들어 있다. 그리고 셀레늄, 칼륨, 칼슘, 마그네슘, 철, 망간, 크롬, 아연 등 미네랄이 들어 있다. 뿐만 아니라 정제된 곡물에는 부족한 필수아미노산과 필수지방산이 풍부하다. 그리고 무엇보다도 섬유질이 풍부하다. 이러한 값진 영양성분들은 대체로 곡물의 배아 부분이나 외피 및 호분층에 밀집되어 있다. 정백가공에 의해 이 값진 영양을 담고 있는 부분이 겨로 벗겨져 버린다.

2) 재래의 낡은 영양학에서는 섬유질의 가치를 별 것 아닌 것으로 무시했지만, 진보된 새로운 영양학에서는 섬유질을 중요시하는데 곡물의 외피야말로 섬유질이 풍부한 부분이다. 섬유질 정도는 야채나 과일로 보충하면 된다는 생각은 잘못이다. 19세기부터의 식품 중의 섬유질의 변화 및 영국인의 섬유질 섭취량의 변화 등 건강과의 관계를 장기적인 안목에서 분석 평가한 영국 학자들의

연구조사는 곡물에서의 섬유질 부족이 현대적 식생활의 문제점이라고 지적하고 있다.

식사에 있어서의 섬유질 섭취량의 변화를 조사한 결과를 보면, 19세기 이후로 섬유질의 총량은 별로 감소되지 않았다. 그러나 곡물의 섬유질은 밀가루가 곱게 빻아지면서 크게 감소되었다. 한편 생활수준의 향상으로 과일 등을 많이 먹게 되어 섬유질 총량에는 큰 변화가 없었다지만 섬유질과 관련이 많은 현대병이 크게 증가한 것은 사실이다.

이런 점에서 볼 때, 결국 열쇠는 곡물의 섬유질일 것이라고 생각하게 되어 섬유질에 대한 연구가 활발해졌다. 영양학자들이 야채를 충분히 먹으라는 것은 옳은 견해이나, 그것은 섬유질보다는 비타민이나 미네랄 때문이겠고, 곡물의 섬유질이 야채의 섬유질보다 더 절실히 필요하다는 사실에 대한 인식은 아직도 부족한 형편이다.

3) 암이나 공해물질에 대한 대책으로서는 완전곡류가 절실히 필요하다. 완전곡류에는 칼슘, 마그네슘, 셀레늄, 비타민 B_{17}, 비타민 B_{15}, 비타민E, 섬유질 등 암예방에 관련되어 있는 영양이 들어 있기 때문이다.

섬유질은 발암물질을 비롯해서 중금속, 콜레스테롤, 중성지방, 담즙산 등을 흡착하여 체외로 배설하는 성질이 있다.

칼슘은 중금속이 뼈조직에 침착되는 것을 억제하며, 셀레늄과 비타민E는 중금속이나 오염물질을 무해한 것으로 만들어 몸 밖으로 쫓아보내는 효소의 원료가 되거나 반응의 촉매제가 된다.

미국에서는 최근 흑인 암환자 증가가 심각한 사회문제로 부각되었는데, 그 이유는 흑인들은 다른 사람들이 싫어하는 화학공장 현장에서 유독약품에 노출되는 기회가 많은 일들을 하기 때문이라고 한다.

이런 종류의 발암물질이 증가하는 현대의 생활환경에서는, 빨리 이것들을 몸 밖으로 쫓아내는 것이 절대로 필요할 것이다. 섬유질과 비타민 그리고 미네랄이 풍부한 완전곡류가 필요한 이유는 바로 여기에도 있다.

녹황색야채를 충분히 섭취하라

녹황색야채에는 특히 비타민과 미네랄이 풍부하다. 여러 종류의 녹황색야채를 섞어 먹는 게 건강에는 대단히 좋다. 푼자지방을 비롯해서 비르카밤바 등 세계적인 장수촌에서는 모두 녹황색야채를 많이 먹는다.

하와이에 거주하는 일본인 1세는 70~80세에도 건재한데 2세들은 거의 40대에서 성인병에 걸려 사망하는 예가 많다고 지적된 사실은 앞에서도 언급했지만 "그 2세들은 야채 따위는 토인들이나 먹는 음식이라고 멸시해서 먹지 않고 고기만 먹었다"는 데 그 이유가 있다. 이에 비해서 1세들은 고기도 먹었지만 그에 못지않게 야채를 충분히 먹었다. 이와 같은 글을 읽게 되는 독자들은 "그렇다. 고기와 야채의 균형 섭취가 필요하구나. 그래서 레스토랑에서는 스테이크 요리에 야채샐러드가 함께 나오는구나" 하고 생각할지 모르겠으나, 이것은 지극히 피상적인 상식에 불과하다.

좀더 구체적으로 알고 있어야 하겠다. 문제는 우리들이 야채를 먹는 방법에 있는 것이다. 서양식 식사에는 맛과 모양만을 위주로 하는 것인지는 몰라도 상추, 샐러리 등이 나오는데 중요한 것은 색이 짙을수록 비타민과 미네랄이 많아 좋다는 것이고 또 한 가지는 여러 가지 야채를 섞어 먹는 게 좋다는 것이다. 녹색야채는 색이 진할수록 칼슘, 비타민K 등 영양소가 많다.

또 하나 유의할 점은 감자나 고구마와 같은 야채를 많이 먹는 게 좋다는 것이다. 감자를 상식하는 지역에는 장수자가 많았는데 과거 20년 간 매년 먹는 양이 줄어들고 있는 실정이다. 감자나 고구마에는 칼륨이 풍부하고 비타민C도 많다. 특히 고구마의 비타민C는 열에도 비교적 강하여 군고구마나 찐고구마에도 상당량의 비타민C가 잔존한다. 세계에는 고구마만 먹고서도 칼로리의 96%를 전분질로 충당하는, 그러면서도 지극히 건강한 뉴기니아의 파푸아족도 있다.

장내세균을 연구하는 학자의 말에 의하면 파푸아족의 경우 장내세균이 단백질을 만들고 있다고 한다. 장내세균의 도움으로 사람은 약간의 단백질을 자가생산하고 있음을 안 이상 단백질의 필요량도 수정해야 한다고 주장하는 학자도 있다. 장내세균은 단백질뿐만 아니라 비타민B_1을 비롯한 B복합체 비타민과 비타민K도 합성하고 있다.

조금 전에 말했던 레스토랑의 고기와 야채의 배합을 알맞은 밸런스라고 생각해서는 안 된다. 그것은 야채가 아니고 한낱 장식물에 불과한데, 그나마도 사람들은 고기는 남김없이 먹어치우나 야채는 남기는 실태이니 정말 한심한 노릇이다.

양식집에 가고 싶으면 소위 뷔페라는 곳에 가서 야채를 양껏 먹으라고 권장하고 싶다. 장수국의 식사는 여러 종류의 야채를 한꺼번에 몇 접시씩 수북하게 담아놓고 먹는다는 사실을 꼭 기억하기 바란다. 이름만의 야채로서는 소기의 목적을 달성할 수 없다.

일본의 물에는 미네랄이 부족하다

훈자지방을 위시한 세계의 장수지역은 모두 산골짜기이다. 그런데 일본의 장수촌은 모두 해변가의 마을이고 생선, 야채, 잡곡, 콩, 해초 등을 균형 있게 먹는 곳이다. 일본의 장수촌이 해변에 모여 있다는 것은 세계의 장수촌을 두루 조사한 하버드대학의 리프 교수도 지적하고 있는데, 그 이유는 간단명료하다. 일본의 물은 전국 어느 곳에서건 칼슘, 마그네슘 등 미네랄이 적은 연수뿐이다.

미네랄이 건강에 얼마나 중요한 것인가는 인체를 구성하는 54종의 원소 가운데서 50종이 모두 미네랄이라는 사실만으로도 충분하다고 하겠다. 즉 수소, 산소, 탄소, 질소, 이 4가지를 제외한 나머지는 모두가 칼슘을 비롯한 미네랄로 구성되어 있다.

미국 텍사스주립대학의 슈바르홀츠 교수가 "20세기의 전반은 비타민의 연구가 황금시대를 이루었으나, 지금은 미네랄의 연구에 그 핵심이 옮겨졌다"고 했을 정도로 지난 몇십 년 동안 미네랄의 중요성은 크게 인식되고 있다.

미네랄은 인체의 구성성분임과 동시에 몇 가지 호르몬의 연료이며 각종 효소의 활성기로서 쓰여진다. 뿐만 아니라 우리들의 체액이 언제나 약알칼리 상태를 유지하게 되는 데도 필수적이다.

인체는 초고도의 정밀화학공장에 비유된다. 그 속에서 약 300만 종의 각종 효소가 생명현상을 좌우하고 있다. 이 효소들은 피를 만들고 기억물질을 합성하며 병에 대한 저항물질도 만든다. 각종 호르몬을 만들고 세포분열을 가능하게 한다. 이렇게 주워대다가는 하루 종일을 말해야 할 정도로 효소의 역할은 광대하고도 신비스럽다. 이 효소의 많은 종류가 미네랄에 의해 활성화된다는 사실만 보아도 미네랄이 얼마나 중요한가를 알 수 있다. 지금까지 과학이 발견한 효소의 종류는 고작 2,400여 종에 불과하여 아직도 299만 7천여 종의 효소가 신비의 베일에 가려져 있는 셈이다.

연수만 있는 일본의 물은 미네랄이 부족하여 건강하지 못한 물이다. 일본인들은 미네랄을 보충하기 위해서 서양인들보다 많은 야채를 먹고 있긴 하지만, 그 야채 역시 경수로 재배된 야채보다 미네랄이 부족한 상태이다. 일본의 물이 연수인 것은 토양의 미네랄이 물에 용해되지 못하기 때문이라고 한다.

그러나 바다는 태곳적부터 미네랄의 큰 저장고이고 해조류는 이러한 바다의 풍부한 미네랄을 흡수하면서 생장한다. 이런 점에서 일본의 장수촌이 이렇게 미네랄을 많이 섭취할 수 있는 섬에 있다는 이유를 알 만하다.

산골짜기에 위치한 세계의 장수촌들은 식수가 모두 미네랄이 풍부한 물이라는 사실과도 일치한다. 세계 각국의 식수조사 결과, 경수지역의 주민은 연수지역의 주민에 비해 여러 가지로 건강하다는 결론을 내리고 있다. 암이나 심장병은 경수지역에 적고 연수지역에 많다는 연구보고는 얼마든지 있다. 미역이나 다시마 등 해조류는 건강식품 가운데서도 대왕이라고 칭찬을 받는 것이니 우리는 이런 해조류를 적극적으로 먹음으로써 '모든 면에서' 건강해질 수 있을 것이다.

1979년 일본의 국민영양조사에 의하면, 비타민A는 1일 최저수요량의 93%만 취하고 있다고 한다. 그러나 사실은 50% 정도밖에 섭취하지 못한다고 생각된다. 왜냐하면 필요량이란 최저수요량과는 별개의 문제이기 때문이다. 또 비타민A는 점막의 건전한 유지와 재생에 필수적인 물질로서 오늘날과 같이 공기가 오염된 환경에서 살고 있는 사람의 호흡기 점막은 옛날과는 달리 손상을 많이 받고 또 빨리 재생하는 작업을 되풀이하는 것으로 알려져 있기 때문이다.

공기의 오염 속에서는 콧속의 털이 빨리 자란다고 하는데, 이것은 아마 우리 몸의 자위력 때문인 것 같다. 그래서 비타민A의 수요는 과거보다 훨씬 높아졌다. 미국의 저명한 영양학자이며 『암의 영양요법』의 저자인 리처드 패스워터 박사는 오늘날과 같은 생활환경이 오염되어 가고 있는 실정에서 암을 예방하기 위해서는 적어도 1일 30,000IU의 비타민A를 섭취할 필요가 있다고 한다. 이것은 1일 최저필요량(RDA)의 6배에 상당하는 양이다.

유해가스가 있는 환경에서 충분한 비타민A를 공급한 동물과 그렇지 않은 동물을 비교한 실험 결과 전자가 훨씬 폐의 내구력을 갖는다는 사실을 알아냈다.

비타민A가 부족하게 된 원인으로는 녹황색야채와 해조류의 섭취 부족이 가장 중요하다. 당근, 호박, 고춧잎, 김, 미역, 다시마 등에는 비타민A의 전구물질인 베타카로틴이 굉장히 많이 들어 있다.

비타민A는 기름에 녹는 지용성비타민이므로 비타민A(또는 베타카로틴)가 풍부한 식품을 요리하거나 먹을 때에는 참기름이나 기타 식용유를 얹어서 먹는 게 흡수를 좋게 하는 방법이 된다.

이야기가 다소 다른 방향으로 가는데, 고혈압 연구로 유명한 달 박사에 의하면 1950년대의 아프리카 시골 흑인들은 소금을 귀중히 여겨 갖고 다녔다고 한다. 먹기 위해서가 아니라 화폐가치로서 귀중품 행세를 하였는데, 물론 이런 사회는 고혈압이 없는 사회이다.

그러나 우리와 같이 공기오염이 심하고 소금의 섭취가 많은 환경에서는 고구마, 감자 등의 섭취를 적극 권장할 필요가 있다. 감자류는 비타민A를 보충해 주고 소금의 해독을 어느 정도 방지해 주기 때문이다.

소금이 해롭다는 것은 그 성분인 나트륨(소금은 염화나트륨이 주성분) 때문인데, 고구마·감자 등에 풍부한 칼륨과는 상극으로서 서로 길항작용을 하기 때문에 칼륨이 나트륨을 붙잡아 체외로 배설시킨다. 감자류를 먹을 때 소금에 찍어 먹고 싶은 것은 자연스런 신체반응으로서 이 식품에 칼륨이 많기 때문인데, 그렇더라도 가급적 소금을 찍지 말고 그냥 먹는 게 소금의 해독을 더 잘 씻어주는 방법이 된다. 짜게 먹는 것은 위암의 중요한 원인 중의 하나이다.

우리가 살고 있는 현대사회의 식생활구조로 보아 그리고 우리가 처해 있는 환경이 공해에 오염되었다는 사실과 격심한 정신적 스트레스 상태라는 제반 문제를 놓고 생각해 볼 때 비타민·미네랄의 부족은 충분히 존재할 수 있는 문제이다.

미국을 비롯한 공업선진국일수록 공해, 식품가공, 스트레스 등 영양장애 요인이 심한데, 그들은 이러한 장애요인을 극복하기 위해서 식생활을 개선함과 동시에 영양보조식품의 개발을 적극 추진하고 있다. 왜냐하면 식생활 개선은 객관적 여건으로 말미암아 완벽하게 시행한다는 것이 그리 쉽지 않기 때문에 영양보조식품으로 그 부족분을 메우려 하는 것이다.

우리나라에도 건강식품이라는 게 더러 있긴 하지만 아직도 초보적인 테두리를 벗어나지 못하고 있는 실정이다. 그리고 대부분은 일본의 영향을 받거나 그대로 답습한 것들이고 때로는 허황된 것들도 나돌고 있다. 앞으로 건강선진국의 정보를 원활히 입수하여 우리 체질에 알맞는 고유의 영양보조식품을 개발하여 보급할 필요가 있다.

화학영농으로 재배된 야채에는 미네랄이 부족하다

온실이나 화학비료로 속성재배되어 나온 야채와 자연적인 유기농법으로 재배된 것과는 영양상으로 현격한 차이가 있다. 속성재배는 또한 토양의 회전이 너무 빨라서 흙 속의 미네랄이 녹아 야채에 흡수될 짬이 없다. 옛날에는 논밭을 1년쯤 휴경시켜 토양을 살찌게 한 후에 농사를 지었지만, 지금은 화학비료를 주기 때문에 그럴 필요가 없게 되었다.

그 대신 미네랄 성분이 아주 빈약한 농작물만 쏟아져 나오게 마련이다. 그 이유는 여러 가지로 생각할 수 있는데, 첫째로 퇴비나 객토가 없어 순수한 화학비료만 투입되므로 미네랄의 보충이 안 된다는 것이다.

둘째로 대기오염으로 인한 산성비가 쏟아져 내리는 바람에 그나마 토양에 남아 있는 미네랄을 녹여 바다로 흘려 보낸다. 그래서 표토의 토양에는 미네랄 성분이 자꾸 없어진다.

셋째로 산성의 화학비료(황산암모니움 등) 때문에도 토양의 미네랄이 녹아 식물이 흡수할 수 없게 된다.

넷째로는 농약 때문에 토양 중의 세균이 없어져 그야말로 죽은 땅이 된다. 토양 속의 세균은 흙을 분해하여 식물이 흡수하기 좋은 형태로 미네랄을 공급해 준다. 뿐만 아니라 토양균은 비타민류로 합성해 준다.

요즘 야채는 마치 골병든 사람마냥 축 늘어져 기운이 없으며 쉽게 상한다. 그러니 그런 걸 먹고 건강해질 수 있겠는가?

스웨덴에 있는 어떤 자연치료소에서는 환자에게 꼭 마시게 하는 야채수프가 있다고 한다. 미네랄을 보충해서 질병을 속히 치료하겠다는 목적인데, 그 방법은 다음과 같다.

감자 큰 것 2개를 $1cm^3$ 크기로 썰고, 당근, 샐러리를 얇게 썰어 각각 1컵씩, 그 밖에 파슬리, 마늘 등의 자연향료를 넣고 그 외에도 여러 가지 야채를 잘게 썰어 넣어도 무방하다. 그렇게 준비한 다음 물 1.8ℓ(한 되)를 넣은 뒤 30분 정도 끓여 국물만 마시게 하는데, 이 양은 하루분으로 몇 차례 나누어 마시게 한다.

수프로 만들지 않고 야채 그대로 먹으면 좋지만, 야채를 기피하는 고집센 편식자에게는 1주에 2~3회 정도 수프로 마시게 하면 미네랄 부족을 메우는 데 도움이 될 것이다. 야채나 과일에 들어 있는 미네랄은 체내에 아주 흡수되기 쉬운 형태로 존재하는데 가

열 조리하면 흡수율이 나쁜 형태로 변하기 때문에 그만큼 영양가치가 떨어진다. 그러므로 가급적 그대로 먹는 방법을 연구하여 자연성을 잃지 않도록 하는 것이 좋다.

사람이나 원숭이는 몸 속에서 비타민C를 만들지 못한다

모든 동식물은 체내에서 비타민C를 합성하는데, 다만 소수의 동물, 즉 사람을 비롯해서 원숭이, 모르모트, 인도과실박쥐, 항문이 빨간 불불새, 기타 몇몇 연작류의 새 등은 비타민C를 합성하지 못하므로 밖에서 식품이나 먹이를 통해 얻을 수밖에 없다. 그 이유는 아마 우주선이나 다른 돌연변이인자로 인해 몸 안에 돌연변이가 일어나, 비타민C합성의 제일 마지막 단계인 다섯번째 단계에 있어서, 굴로노락톤을 아스코르브산으로 전환시키는 촉매작용을 하는 간장의 효소가 없어졌기 때문이라고 생각된다.

비타민C는 분자교정의학을 창시한 미국의 생화학자인 라이너스 폴링 박사가 그의 저서인『비타민C와 감기 및 인플루엔자』와『암과 비타민C』그리고『쾌적장수법』등에서 발표했듯이 매우 다양한 생리적 작용을 가지고 있는 영양소로 알려져 있다. 또 여러 가지 질병의 예방과 치료에 공헌하고 있음도 밝혀졌다.

라이너스 폴링 박사는 1954년과 1962년에 노벨상을 수상한 금세기에 있어서 아인슈타인 박사와 쌍벽을 이루는 위대한 과학자이다. 그는 하루에 12g의 비타민C를 지금 14년째 먹고 있다.

라이너스 폴링으로 하여금 비타민C의 연구에로 총력매진하게끔 자극한 어윈 스톤 박사도 십여 년 간 비타민C를 10g씩 복용해 오고 있다고 한다.

그럼 이들이 왜 그렇게 많은 비타민C를 먹고 있는가? 그것은 비타민C가 공해에서 건강을 지키는 힘이 있기 때문이며, 각종 바이러스의 침입으로부터 신체를 보호하는 힘이 있기 때문이다. 그뿐만이 아니다. 수술시 수혈에 의한 B형 간염바이러스의 감염을 98%까지 방지해 주며, 초기의 디스크를 치유시키며, 뇌출혈을 방지하고, 심지어는 혈액 중의 콜레스테롤을 낮추는 작용도 한다. 비타민C 1g에는 인슐린의 2단위에 상응하는 혈당강하작용도 있음이 밝혀졌다.

비타민C는 세균이나 바이러스를 억제하는 작용 때문에 상처의 치유가 빠르고 무좀도 치유된다. 폴링 박사는 "비타민C 부족 때문에 사람들이 다른 동물에 비해 더 많은 병을 일으키고 있는지 모른다"고 하였다.

비타민C가 어떻게 그리고 무엇 때문에 여러 질병의 치료나 예방에 유효한가에 대해서는 다음 제5장에 설명하려고 한다.

속을 비우는 것이 곧 병을 고치는 방법이다

현대인이 불건강하게 된 최대의 이유가 영양을 너무 많이 섭취하고 있기 때문이라는 사실에 대해서는 여태껏 누누이 언급해 왔다. 과식은 심장병이나 암을 증가시키는 원인임에 틀림없다.

입으로부터 들어오는 음식물이 항상 과잉상태가 되면 이것들을 처리하여 영양을 얻고 노폐물과 같은 찌꺼기는 몸 밖으로 내보내야 하기 때문에 간장이나 신장의 기능이 쉴새없이 가동되어야 하므로 드디어는 기능저하를 초래하여 결국은 독소를 충분히 배설시키지 못하게 된다. 그래서 이따금 속을 비워 몸 안의 독소나 노폐물을 대청소하는 것은 최고의 건강유지법이 될 수도 있다. 과식하지 말라는 것은 간장이나 신장에 그러한 여력을 남기기 때문에 좋은 것이 아닌가 싶다. 그래서 정기적으로 단식을 하는 것을 권장하기도 한다.

물몬교도 가운데는 지금도 충실히 교리를 지켜서 월 1회 단식하는 사람이 많다고 영양문제위원회는 말하고 있다. 일을 하면서 야채나 과일주스만을 먹는 에어롤러식 단식법도 있는데 파보 에어롤러 박사가 저술한 『단식으로 건강하고 날씬해지는 책』은 미국에서 십여 년 전부터 베스트셀러의 자리를 굳히고 있다.

그러면 여기서 단식에 관한 메커니즘을 과학적으로 검토하는 기회를 가져보는 것이 좋겠다. 왜냐하면 지금 항간에는 살을 빼기 위한 목적이라면서 무턱대고 단식을 해서 건강을 망치는 사람도 있고, 또 단식 적응증이 아닌 중환자를 병을 고친다며 굶겨서 더 악화시키는 등의 반작용도 일어나고 있기 때문이다. 차제에 단식에 대한 과학적인 방법을 검토해 보자.

자연은 굶주림이라는 동일한 수단을 통하여, 사람을 죽일 수도 있고 살릴 수도 있다. 사람을 살리는 방법은 단식은 부유하고 벼슬이 높은 사람이나 가난하고 미천한 사람이나를 막론하고 똑같은 입장에서 혜택을 받을 수 있게 배려된 유일한 의료수단이기도 하다. 자연요법의 세계에서는 만인이 평등하다. 오늘날의 현대의료조직에서와 같은 비인간적이며 황금만능주의적인 반자연적 요소에 의해 구애받지도 않는다.

특히 단식요법에서는 누구나가 자연의 법칙에 따를 뿐, 더 좋고 더 값비싼 것이 있고 덜 좋고 값싼 것이 따로 있지도 않다. 더욱이 입원보증금이나 수술비가 없다고 응급실에서 죽도록 내버려두는 일도 없다. 이 세상의 어떠한 의료수단보다 훌륭하면서도 낯을 가리거나 뽐내는 일조차 없는 것이다. 그러므로 단식요법은 가장 자연적이고 인간적이며 가장 경제적인 방법인 것이다. 뿐만 아니라 가장 안전한 방법이기도 하다.

희랍의 의성인 히포크라테스는 병세가 악화되지 않는 한 속을 비워두는 것이 곧 병을 고치는 방법이라고 했다. 이러한 견해는 희랍의 철학자이며 수학자인 피타고라스나 희랍의 철학자로 유명한 소크라테스도 같은 생각을 가지고 있었으며 실제로 몸소 단식을 하였다.

피타고라스는 계획적으로 40일 간의 단식을 하였는데, 그는 단식을 하면 머리가 좋아진다고 생각하여 제자들에게도 강요하다시피 장려하였다고 한다. 소크라테스나 플라톤도 계획적인 단식을 10일 간씩 하였다. 또한 헤로도토스가 서술한 『역사』에 의하면 "이집트인은 월 3일 간의 규칙적인 단식을 하면서 위장을 깨끗이 씻어냈기 때문에 건강하였다"는 것이다.

단식요법은 이렇듯 긴 역사를 가지고 전승되어 왔으나, 현대 서양의학의 급진적인 발달로 인하여 오랫동안 도외시되어 왔던 것이다.

모스크바대학 교수이며 단식요법을 과학적으로 체계화하여 소련의 의료기관에 정착시킨 유리 세르게이비치 니콜라예프 박사는 "바르고 적절한 부속조치만 강구된다면, 단식이야말로 가장 무해한 자연의 치료법이며 인류가 고통을 받고 있는 질병과의 싸움을 위한 최선의 무기"라고 극찬하였다. 니콜라예프 박사는 단식요법을 정신질환의 치료에 도입한 공로로 1974년에 아메리카정신병학아카데미의 명예회원으로 추대된 세계적인 단식 권위자이다.

소련에서는 의과대학의 부속병원을 비롯한 모든 종합병원에 특별히 마련된 단식병동을 두고 있다고 한다. 이렇듯 단식요법은 현대의학에서도 중요한 치료법으로 받아들여지고 있는 것이다.

단식은 신체조직을 생물학적으로 정화시키는 청소요법이다

인체는 약 40조~100조에 달하는 생명의 기본단위인 세포로 구성되어 있다. 머리카락도 이빨도 피부도 모두가 세포라는 생명단위로 되어 있다. 이들 세포는 하나 하나가 모두 숨도 쉬고 밥도 먹으면서 배설도 하는, 말하자면 세포호흡과 영양대사를 하는 살아 있는 하나의 완전한 생명체이기도 하다.

그러므로 세포의 건강이 곧 신체의 건강을 좌우하게 된다. 세포 하나 하나가 건강하면 몸 전체도 건강하고, 세포가 젊고 싱싱하면 몸도 젊고 싱싱하게 될 것은 당연한 이치이다.

병이 들었다거나 늙었다는 것은 결국 세포 내의 영양대사활동이 제대로 안 된다는 것으로, 이것은 곧 조직세포에 노폐물이 축적되고 세포의 영양흡수와 산소결합능력이 나빠지며 효소의 활성이 떨어져 전반적으로 영양대사의 수준이 낮아진다는 것과 밀접한 관계가 있다. 말하자면 세포의 신진대사가 정체되고 조직의 노화가 시작되며 병에 대한 저항력이 떨어져 여러 가지 병이 생긴다는 것이다.

신체를 구성하는 각종 세포들에는 활력이 왕성한 상태에 있는 젊은 세포와 갓 태어나 활발히 성장하고 있는 것, 그리고 쇠약해져서 노화의 길을 걸으며 새로운 세포와 교체될 날을 기다리고 있는 세포 그리고 병든 세포 등이 있을 수 있다.

여기서 중요한 것은 낡고 시들어져 소멸될 운명에 있는 세포들이 될 수 있는 한 신속하고 효율성 있게 분해되어 조직으로부터 빨리 소멸되고 새로운 싱싱한 세포로 대체되는 것이다. 그것은 곧 세포의 자기갱신을 의미한다.

단식은 이러한 세포의 신·구 교체를 촉진시키고 낡은 세포나 병든 세포의 자가융해를 자극하며, 세포의 영양흡수 및 산소결합 능력, 노폐물의 배출 등 대사활동을 극대화시킨다. 그러면 아무런 영양분이 공급되지 않는 단식기간 중에는 신체가 어떻게 살아가는가를 알아보자.

자동차의 경우는 가솔린을 계속하여 주입시켜 주지 않으면 가동이 불가능하지만, 사람의 경우는 이와 다르다. 왜냐하면 사람은 체내에 이미 수십 일에서 100여 일 이상을 지탱할 수 있는 영양분을 저장하고 있기 때문이다. 단식을 하는 동안에는 이 체내에 축적되어 있는 영양물질로 살아간다. 필요한 영양이 공급되지 않으면 신체는 자신의 조직기관이나 조직세포의 일부를 자가융해시켜 거기에서 얻어지는 영양물질로 생명을 유지하고 또 새로운 세포를 만들어 가는 것이다. 그러나 이러한 자가융해의 과정에서 신체의 중요한 조직기관인 선조직, 신경조직, 뇌조직 등은 단식을 한다고 해서 손상되거나 소화되지는 않는다.

세계적으로 유명한 단식요법의 권위자인 오토 부킹거 박사에 의하면, 이렇게 단식에 의한 '자가융해'가 진행되는 동안에 신체 내의 '쓰레기 청소'와 '찌꺼기 처리'가 완성된다는 것이다.

단식기간 중에는 폐·간·콩팥·피부 등 배설기관의 배설능력이나 정화능력이 오히려 증대되고 축적된 노폐물과 독성물질은 신속하게 제거된다. 예를 들면 단식기간 중에 소변의 독소는 보통 때보다 10배나 더 높은 농도가 된다는 것이다. 단식요법은 곧 신체 내의 전조직과 체액을 생물학적으로 정화하는 청소요법이라고도 할 수 있다.

자가융해는 인위적으로 촉진될 수 있다

사람은 생각하지도 않고 움직이지도 않는 완전한 수면상태에 있을 때일지라도 일정한 영양소를 소비하지 않으면 안 된다. 즉 기초대사에 필요한 영양은 공급되어야 하는 것이다. 왜냐하면 우리가 잠자고 있는 동안에도 심장은 펌프질을 계속해야 하고 혈액은 흘러가야 한다. 사람이라는 커다란 덩치는 쉬고 있는 동안에도 체온이 유지돼야 한다. 인체를 구성하는 40조~100조에 이르는 세포들은 전혀 쉬지 않고 생명활동을 이어나가고 있기 때문이다.

폐에서는 산소와 탄산가스의 교환이 쉴새없이 계속되며, 콩팥에서는 노폐물을 계속 걸러내고 있다. 약 140억 개에 이르는 뇌신경 세포에서는 신체의 생명활동을 조직운영하기 위한 감시를 게을리 하지 않고 있다.

또 내분비기관에서는 각종 호르몬을 끊임없이 생산하여 생리활동을 조절하고 있다. 물론 이러한 행동에는 일정한 체온을 유지하기 위한 에너지의 방출이 필요하다. 사람이 물만 마시고 굶게 될 경우에도 이와 같은 기초대사는 필요한 것이므로 체내에서는 필요한 에너지의 공급을 위해 지방조직을 분해하여 연소시키기 시작한다.

그런데 지방을 연소시키기 위해서는 포도당과 같은 당분이 필요한데, 이것들은 단식을 시작한 후에 이미 없어지기 때문에 지방의 연소가 불완전하게 이루어져 낙산이나 아세톤과 같은 중간대사물이 생성되어 혈액 속에 축적된다. 이와 같은 현상은 단식을 시작한 지 1~2일에서 6~10일경까지도 지속되는 수가 있다. 이때에는 혈액의 산성화로 인한 자가중독증상이 생기는데, 일반적으로 공복통, 구역질, 무기력감, 권태, 어지럼증 등의 병적인 증상이 일어난다. 그러나 이러한 증상들은 비교적 짧은 기간 내에 없어지고 곧 즐거운 기분으로 다시 바뀐다. 이것은 신체가 이미 새로운 환경에 순응하고 있기 때문인데, 마치 임신 초기의 입덧과 유사하다고 할 수 있다.

이 순응의 원리는 단식이라는 악조건하에서 우리 신체가 지방과 단백질로부터 당분을 만들어내기 시작하여 이 당분에 의해 지방의 연소가 원활하게 되기 때문인 것이다. 단식을 시작하고 조금 지나면 신체는 곧 새로운 환경조건에 익숙하게 순응할 수 있기 때문인 것이다.

그런데 신체는 뇌의 활동과 호르몬의 분비 및 면역물질과 효소의 생산 그리고 피를 맑게 만들거나 조직세포를 재생하는 것 등에 절대적으로 없어서는 안 될 단백질을 필요로 한다. 단식기간 중에는 외부로부터의 단백질 공급이 차단된 상태이므로 부득이 신체 내에 있는 자원, 즉 별로 중요하지 않은 조직세포나 자연의 법칙에 의해 이미 사멸될 처지에 있는 조직세포로부터 단백질을 공급받을 체제를 강구하는 것이다.

신체가 단백질의 예비자원을 사용할 경우에 대체적으로 많이 이용되는 것은, 약체화되어 있는 병약한 조직세포나 체내의 종양 및 유착물·수종 등의 폐물들이다. 이 폐물들을 이용하는 과정을 의학적으로는 '자가융해'라고 부르는데, 예전부터도 자가융해가 일반적인 생명현상인 것은 확인되어 왔으나 이 과정이 인간에 의해 의식적으로 조정되거나 또는 어떤 특정한 목적에 적용될 수 있다고는 생각하지 못했던 것이다. 자가융해 과정의 인위적인 조정이 불가능하다고 여겼던 생각은 단식에 대한 과학적인 연구가 착착 진행됨에 따라 여지없이 무너지고 만 것이다.

신체대사의 격렬한 변화를 수반하는 단식은 자가융해의 과정을 촉진시키는 직접적인 자극제가 되기 때문에 그 조정이 가능해졌다는 것이다.

간단히 말해서 '단식요법'은 메스를 사용하지 않는 내장수술이며, 어떠한 외과의 명의도 신체에 상처를 남기지 않고 치료할 수 없는 질병의 근원을 훌륭하게 도려내는 '자연의 의술'이라고 할 수 있다.

다만 이렇듯 훌륭한 자연의 의술인 단식도 잘못 적용하게 될 때에는 몸에 해를 끼치거나 아예 몸을 망칠 수도 있으며, 심할 경우에는 돌연사의 불행까지 겪게 된다는 점에 각별히 유의해야 할 것이다.

물만의 단식보다 생야채과일즙이나 효소단식이 더 효과적이다

단식이 독성이 있는 의약품을 투여하거나 수술 또는 방사선요법 등에 의하지 않고 자연스런 방법으로 병을 고칠 수 있다는 희망을 주는 데 대해서는 이견이 없을 것이다. 그러나 단식으로 아무 병이나 치유할 수 있다고 생각하는 것은 큰 잘못이다. 단식요법에 알맞는 병이 있고, 단식을 해서는 안 되는 병이 있으므로 잘 알아서 선택을 해야 하는 것이다. 우선 단식을 해서는 안 될 경우는 다음과 같다.

활동성 폐결핵, 바세도씨병, 에디슨씨증후군, 기타 내분비질환, 백혈병, 만성간염, 간경화증, 신경화증, 신부전, 긴급을 요하는 외과수술 적응증, 특별한 치료를 요하는 악성종양, 중추신경계에 속하는 기관장애, 내장기관에 생긴 신생물, 극도로 쇠약한 사람인 경우, 위·십이지장궤양, 당뇨병(단, 초기의 비만자는 가함), 중증의 심장질환 따위이다.

그러면 어떠한 단식방법이 가장 효과가 있는지에 대해서 알아보자.

현재 우리나라에 널리 보급되고 있는 단식법은 물만 마시는 방법이다. 대부분의 단식지도자들은 이 방법이 가장 이상적이라고 하지만, 그것은 더 좋은 방법을 모르고 있기 때문일 것이다.

독일이나 미국 등과 같이 단식요법이 매우 발달한 나라에서는 대부분 야채나 과일즙을 마시는 주스단식법을 채택하고 있다. 그리고 이 가운데는 수십 종의 야채와 과일을 재료로 해서 만든 액상효소즙을 사용하는 경우가 많은데 대단히 효과적이라고 한다. 생야채과일의 액상효소는 지방분해를 원활하게 하는 당분이 들어 있어 낙산이나 아세톤의 생성에 의한 산혈증을 예방하고, 효소작용에 의해 신체 내부의 찌꺼기 청소가 더 잘 되며, 비타민·미네랄 등 보효소가 풍부하여 '자가융해' 과정을 최대한으로 촉진시키는 데 필요한 조건을 고루 갖추고 있다.

또한 이들 영양물질들은 면역물질이나 호르몬을 만드는 데에도 없어서는 안 될 원료들로서, 단식기간 중에도 소중히 보호되어야 할 신경조직이나 뇌조직의 영양대사에 절실히 필요한 것이기 때문이다. 그러므로 주스 또는 생야채과일의 액상효소를 사용하는 단식법은 매우 효과적일 뿐만 아니라 보다 완전한 방법이 될 수 있다.

독일의 저명한 의학자이며 단식요법의 권위자인 오토 부킹거 박사는 약 9만 명 이상의 단식 시행자를 지도한 오랜 경험에서 물만 마시는 단식법에 비해 이 방법이 훨씬 효과적이라는 결론을 얻었다고 한다.

또한 영양학과 생화학의 세계적 권위자인 라그나 버그 박사는 물만 마시는 단식보다는 주스나 액상효소의 단식이 더 효과적이라는 점에 관해 다음과 같이 말했다.

"단식 중에 인간의 육체는 연소하며, 막대한 양의 축적된 찌꺼기를 배출한다. 이 정화작업에 주스를 이용하면 더욱 효과적으로 촉진시킬 수 있다. 나는 많은 단식요법의 지도를 통해 종합적으로 관찰한 결과 물 대신 주스를 마시는 것이 단식의 치료효과를 보다 증가시킬 수 있다고 확신하게 되었다. 주스단식을 이용하면 요산과 무기산의 제거가 촉진될 뿐 아니라, 주스에 들어 있는 당분이 심장을 견고하게 지켜준다. 따라서 주스단식법은 단식법 가운데서 최고의 방법이다."

단식의 효과가 '자가융해'의 인위적인 촉진으로 인한 병든 조직의 붕괴와 새로운 세포의 부활 그리고 대사부진으로 생성된 노폐물이나 체내에 축적된 독성물질의 배출에 있다고 한다면, 물만의 단식보다는 효소·비타민·미네랄·당분 및 플라보노이드 등이 풍부한 생야채과일즙 액상효소가 더 유리할 것은 자명한 일이다.

다만 여기서 한 가지 유의해야 할 점은 많은 사례들이 물만의 단식으로도 좋은 결과를 얻었다는 사실이다. 그러나 이러한 경험들이 더 좋은 방법을 채택하지 못하게 하는 충분하고도 필요한 이유는 되지 못할 것이다. 과학은 발전하는 것이지 제자리에 서 있는 것이 아니다. 약간의 경험으로 인한 짧은 지식으로 과학의 발전을 묶어놓을 수는 없는 것이다.

당뇨병, 고혈압을 식사로 고치는 시대가 왔다

희랍의 의성 히포크라테스가 "음식물을 당신의 의사나 약으로 삼으시오"라든가 "음식물로 고치지 못하는 병은 의사도 못 고친다"라고 한 말이 가슴에 와 닿는 시대가 왔다.

  음식물이 원인인 저혈당증은 음식물의 개선 없이는 고칠 수 없음은 이미 언급했지만, 미국 국립암연구소가「암을 예방하는 식사법」을 커다란 연구주제로 삼고 있는 것이 지금의 실상임을 알아야 할 것이다.

  여기에 약이나 의사도 고치기 힘든 현대의 난치병인 당뇨병이나 고혈압을 환자 자신이 할 수 있는 식생활 개선으로 고친다는 새로운 연구를 소개하기로 한다.

  오랫동안 병원신세를 졌지만 낫지 않던 병이 나아서 환자 자신도 놀라며 이런 기적이 있을까 하고 기뻐하지만, 그 이유는 알고 보면 간단한 것으로 현대의학이 좁아진 시야를 넓히고 여태까지는 맹목적이었던 영역에 눈을 뜬 소치인 것이다. 식생활 개선으로 심장병의 20%를 감소시키고, 당뇨병을 절반으로 줄일 수 있다는 예측은 영양문제위원회의 논리적이고 학술적인 근거에 입각해서 작성된「미국인의 식생활 지침」에 따르는 경우에 가능한 것이다.

  지금부터 소개하는 식사법을 채택하면 심장병의 99%가 감소될 수 있으며, 당뇨병은 100% 예방할 수 있으며, 이미 이들 질병으로 고생하는 환자도 80%는 고칠 수 있을 것이라고 미국 캘리포니아 장수연구소의 프리디킨 박사는 주장했다.

  당뇨병은 고치기 힘든 병이므로 한 번 발병하면 운동이나 식이요법으로 더 악화되지 않게끔 하는 것이 여태까지의 상식이요 현대의학의 정설이었다. 고칠 수는 없고 겨우 겨우 조정할 수 있을 뿐이라는 말이다.

그러나 영국왕립의학조사회의가 연구한 새로운 당뇨병 식사법에 따르면, 웬만한 중증환자가 아닌 이상 식이요법만으로 고칠 수 있다는 사실을 실증하고 있다. 그리고 지금 이 요법은 당뇨병의 혁명적 치료식으로 바다 건너에서는 실제로 많은 환자가 이용하여 효과를 얻고 있다.

새로운 당뇨병 치료식은 HFC 식사법, 즉 섬유질이 풍부한 전분질 위주의 식사법이라고 하는 것인데, 이것이 곧 현미·채식과 같은 것이다.

이런 식사법으로 어떻게 당뇨병을 고칠 수 있는가? 이 문제에 대해서는 다소 지루하더라도 차근차근히 이론적으로 설명해야겠다. 이는 단순히 당뇨병의 치료라는 문제만이 아니라, 올바른 식생활이 어떤 것이냐를 동시에 가르쳐 주기 때문이다.

섬유질의 비만방지 효과는 그것이 당분의 흡수속도를 지연시키기 때문이라는 것은 앞서 설명했다. 바로 그 원리가 당뇨병의 예방에도 큰 도움을 주는 것이다. 예방에 좋은 것이 치료에도 좋다 함은 상식이다. 당뇨병은 혈당이 높아지는 병이기 때문에 혈액 중의 당분의 농도와 섬유질과의 관계를 생각해 보는 것이 이해하기 쉬울 것이다.

당뇨병 환자냐 아니냐를 식별하기 위해서는 포도당부하시험이라는 방법이 쓰이는데 이것은 포도당을 먹으면 환자의 경우에는 혈당치가 많이 높아지지만, 건강한 사람은 별 차이가 없고 정상적이다.

당뇨병 환자는 인슐린의 활동이 불충분하기 때문에 갑자기 많은 양의 당분이 들어오면 재빨리 처리하여 세포에 넣어두지 못하고 그대로 혈액 속에 남겨 두게 되므로 자연히 혈당치가 오를 수밖에 없는 것이다. 혈액 속의 당분의 농도가 어느 수준 이상으로 높아지면(1dl의 혈액 속에 180mg 이상) 당분은 소변으로 새어나온다. 이것이 당뇨인 것이다. 섬유질이 풍부한 전분질식품은 소화가 느리고 당분의 흡수가 서서히 되므로 혈액 속의 당분의 농도를 갑자기 높이지는 않는다. 그래서 힘이 약한 당뇨병 환자도 어지간히 견딜 수 있게 되는 것이다.

예를 들어 '할부판매'라는 것은 목돈 없이도 비싼 물건을 살 수 있게 유도하는 판매방법이다. 당뇨병 환자도 일정한 칼로리의 영양을 조금씩 여러 번에 나누어 먹거나, 그렇지 않으면 위에서 말한 바와 같이 한꺼번에 먹되 그 대신 흡수가 서서히 진행되게끔 장치를 해두면 마찬가지 결과가 되는 것이다. 바로 그 장치가 섬유질인 것이다.

또 하나의 예를 들어보자. 알맞는 예가 될지 모르겠으나, 다섯 살쯤 되는 어린아이에게 팔뚝만큼 굵은 나무 막대기를 부러뜨리라고 하면 어떻게 되겠는가? 필경 그 아이는 부러뜨리지 못할 것이 분명하다. 당뇨병 환자도 마찬가지이다. 췌장에 있는 인슐린의 생산공장이 비능률적이어서 또는 만들어진 인슐린이 제 구실을 못해서 당분의 처리 능력이 매우 약한 당뇨병 환자가 성한 사람처럼 배불리 먹어서는 안 될 것이다.

그러나 그 어린아이에게 팔뚝만한 막대기를 성냥개비 정도의 굵기로 자른 다음 그와 동일한 분량을 준다면, 그 아이는 하나씩 하나씩 잘라 시간이 걸릴 뿐 드디어는 다 부러뜨리고 말 것이다.

당뇨병 환자도 마찬가지이다. 성한 사람이 먹는 것과 같은 양이라도 약해진 당분 처리 능력으로도 소화시킬 수 있도록 유도한다면 가능할 것이 아니겠는가? 바로 이러한 원리인 것이다. 섬유질이 풍부한 전분질 음식물은 혈액 속에 조금씩 서서히 당분을 흘려보냄으로써 당분의 처리를 쉽게 해주는 것이다.

같은 음식물이라도 먹는 방법에 따라 영향이 다르게 나타난다

사과를 그냥 먹었을 때와 주스로 만들어 먹었을 때 혈당치의 변화에는 많은 차이가 있다는 점에 관해서는 앞서 말한 바 있다. 주스를 먹었을 때는 일시적으로 혈당치가 높아졌다가 급격히 떨어지는데, 그 이유인즉 섬유질이 없기 때문이다. 그러나 섬유질이 있으면 혈당치의 움직임은 급격한 상승이나 하강이 없는 부드러운 곡선을 이루게 된다.

과거에 영양학자들이 소화에 장애가 되는 아무 쓸모도 없는 것이라고 천시하던 섬유질의 역할이 지금은 새로운 영양학에 의해 찬란한 조명을 받게 된 셈이다.

그렇다고 섬유질이 소화불량이라도 일으킨다는 말은 아니고, 섬유질이 있으면 당분의 흡수속도가 신체의 자연스런 리듬에 알맞게 이루어진다는 것을 의미한다. 낡은 영양학과 고집불통인 정통의학은 자연의 섭리를 이해하지 못했기 때문에 음식물을 신체의 리듬에 맞추는 방법을 발견할 수 없었던 것이다.

섬유질은 자연적 속도 조정역이라는 말을 이 방면의 전문가들은 즐겨 사용한다.

〈도표 21〉 섬유질이 있으면 혈당치·인슐린치가 이렇게 변한다

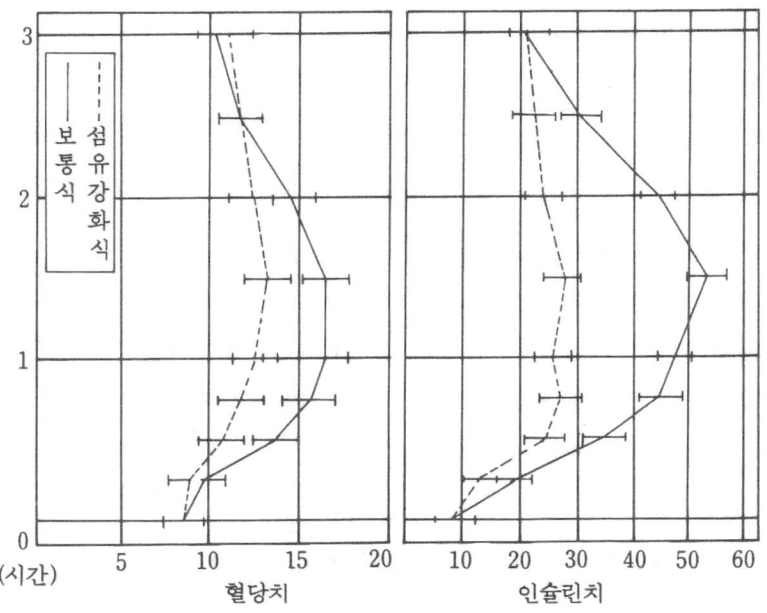

쌀이라도 백미는 부자연스런 '가공품'이고, 섬유질이 많은 현미는 자연식품인데, 우리의 신체는 자연적인 것과 잘 어울리도록 되어 있다. 비자연적인 것에 대해서는 모름지기 거부반응을 일으키는 것이다.

영국왕립의학조사회의의 연구진은 당뇨병 환자에게 섬유질강화식과 보통식 두 가지 식사를 주어 실험을 했다. 환자도 인슐린주사를 늘 맞는 사람과 그렇지 않은 사람의 두 그룹으로 나누었다.

결과는 위의 도표와 같이 보통식의 경우는 섬유질강화식과 비교할 때, 식후에 혈당치가 급격히 높아지며 곡선의 기복이 심한 것을 알 수 있고, 또 췌장에서 혈액 속으로 분비되는 인슐린치도 높

아져 있다. 인슐린은 당분을 세포에 흡수시키는 데 필요한 호르몬이기 때문에 음식물이 장에서 흡수되어 혈액 중에 당분이 나타나면 여기에 따라 자연히 췌장으로부터 인슐린이 분비되기 때문에 식후에 인슐린치가 높아지는 것은 당연하다.

앞의 도표를 보면 문제의 소재를 알 수 있는데, 즉 보통식의 경우 인슐린이 더 많이 분비되어 있는데도 불구하고 혈당치가 더 높다는 사실이다. 원칙적으로라면 인슐린이 더 많이 나오면 혈당치가 낮아져야 하는데 반대로 높아져 있다. 인슐린이 많은데도 왜 혈당치가 높을까? 그것은 인슐린이 제대로 작용을 하지 못하기 때문이다. 그럼 왜 인슐린은 제대로 작용하지 못하는가?

다소 전문적인 설명이어서 어려울지도 모르겠으나 간단히 설명해 보겠다. 세포의 울타리인 세포막의 표면에는 인슐린 수용체라고 하는 인슐린의 존재를 인식하는 장치, 즉 레이더망과 같은 것이 있어서 인슐린이 포도당을 데리고 오면 문을 열어준다. 그런데 여기에 또 하나의 문제가 있다. 그것은 인슐린의 작용을 돕는 또 다른 인자로서 크롬이라는 미네랄로 만들어지는 GTF(내당 인자, Glucose Tolerance Factor)라는 물질이다. 이 물질이 부족하면 인슐린은 제대로 작용을 못하는데 이것이 인슐린의 작용 부족이다.

백미에는 현미에 있던 크롬의 75%가 제거되어 버렸다는 것은 이미 설명한 바 있다.

이 GTF라는 물질은 섬유질의 부족으로 인하여 생기는 병인 또 하나의 것, 즉 저혈당증을 치유시키는 작용도 있음이 밝혀졌다. 높은 혈당은 내리고 낮은 혈당은 올리는 양면작용이 있다는 것이다.

무엇이든 빠르다고 좋은 것은 아니다. 건강한 신체의 작용이란 알맞은 생리적 속도가 있는 것이다. 또 인슐린이 많이 나온다고 반드시 좋은 것은 아니다. 그 이유는 췌장의 베타세포에 과중한 노동을 부과하게 되면 췌장이 피로해져 생리작용이 저하되고, 결국에는 당뇨병을 일으키는 계기가 되며 또 현재의 당뇨병 환자라면 더 악화시키기 때문이다.

결론적으로 혈당치의 움직임은 높지도 않고 낮지도 않고 부드러운 것이 좋으며, 인슐린도 역시 많지도 적지도 않은 건전한 생리적인 것이 좋으며 또 적은 인슐린이라도 혈당치의 평형이 건전하게 유지만 된다면 자연히 췌장의 부담이 가벼워져서 좋을 것이다. 바로 이와 같이 조정 역할을 잘 하는 것이 섬유질이다.

소화흡수가 너무 빨리 되는 것도 좋지 않다고 앞에서도 이야기했지만 재래의 의학에서는 이런 균형의 문제에는 눈을 감고 있었음에 틀림없다.

뚱뚱하지도 않고 여위지도 않은 균형이 중요한데, 살찐 편이 관록이 있어 보여 좋지 않느냐고 생각하던 종전의 일반적인 관념도 이제는 고칠 때가 왔다. 또 인슐린주사를 항시 필요로 하는 환자에게도 섬유질이 좋은 역할을 하고 있음이 확인되었다.

즉 어떤 환자라도 섬유질을 강화하면 혈당치의 움직임이 부드럽게 되고 급격히 높아지거나 낮아지는 일은 없었던 것이다. 혈당치가 너무 높아지지 않으니 주사로 인슐린을 보충시킬 필요가 없고 있더라도 소량으로 족하다는 것이다.

그래서 실험보고는 "섬유질은 인슐린의 필요량을 감소시킨다"고 결론지었다. 이것은 결국 당뇨병을 그만큼 호전시킨다는 말이다.

섬유질이 이런 효과를 갖는 것은 섬유가 음식물의 소화흡수를 적당히 지연시키기 때문인데, 어떻게 그런 지연작용을 할 수 있느냐에 대해 젠킨스 박사는 다음과 같이 설명한다.

1) 섬유질 가운데 물에 녹는 부분은 소장의 상부에서 당분이 용해되는 상황을 바꾼다. 즉 소장의 상부에서만 녹던 당분이 소장의 모든 부분에서 녹아 흡수되기 때문에 흡수가 서서히 진행되므로 지연된다.
2) 소화호르몬의 분비상황을 변경시켜 소화과정을 바꾸게 한다.
3) 입에서 소장을 거쳐 흡수까지의 경과시간은 섬유질에 의해 지연되기 때문에 영양의 흡수도 그만큼 지연된다.

전분질을 소화시키는 아밀라제라는 효소의 성능 시험을 위해 섬유가 많은 통밀빵과 섬유가 적은 흰밀가루빵의 반응을 조사하였는데, 통밀빵 쪽이 소화가 늦어진다는 결과를 얻었다. 이것이 과거에 '소화가 나쁘다'고 말한 이유인데 젠킨스 박사는 "이렇게 적당히 늦어지는 소화흡수의 속도가 사실은 췌장의 자연스러운 인슐린의 분비속도와 꼭 알맞는 것이다"라고 말한다.

전분질에 인슐린의 작용을 높이는 비결이 있다

당뇨병의 혁명적 치료식인 HFC 식사법의 또 하나의 장점은 칼로리의 대부분을 전분질에서 섭취하게끔 짜여진 점인데, 전분질이 많은 편이 체내에서 인슐린의 작용을 높여주기 때문이다. 이것은

HFC 식사법을 연구하는 도중에 알아낸 사실로, 젠킨스 박사는 당뇨병 환자 전원에게 섬유질 강화식을 투여함과 동시에 그 강화식의 내용을 여러 가지로 변경시켜 실험해 보았다.

이 실험은 인슐린주사를 하루 20~76단위까지를 필요로 하는 환자만을 대상으로 했으며, 식사의 종류는 총칼로리 가운데서 전분질을 22%에서 61%까지 여러 가지로 변경시켜 가면서 실험한 결과 전분질을 40%로 했는데 14명의 환자가 평균해서 소변에 나오던 당분의 64%가 감소되었고, 이에 반해서 전분질을 40% 미만으로 한 10명의 경우는 33%만 감소되었다.

이 실험에서 1) 섬유질은 전원에 효과가 있었다. 2) 그리고 전분질이 많이 포함된 편이 한층 더 효과가 컸다는 것을 알 수 있다.

젠킨스 박사는 "HFC 식사법은 인슐린주사의 필요량을 감소시킨다"라고 말했는데, 이 말은 전술한 바와 같다.

전분질은 인슐린의 분비를 촉진시키고 또 같은 분량의 인슐린이라도 이것이 효율성을 높이게 된다. 인슐린의 작용을 억제하는 글루카곤이라는 호르몬이 있는데, 전분질은 이 글루카곤의 분비량을 억제하기 때문에 그만큼 인슐린의 작용을 용이하게 한다. 이에 반해서 지방은 반대의 작용을 하는 것으로 알려져 있다.

인슐린은 보통 췌장에서 나오는 것이기 때문에 췌장호르몬이라고 하는데, 사실은 췌장의 랑게르한스섬의 베타세포에서 분비되는 것이다. 그런데 랑게르한스섬에는 베타세포 외에도 두 가지 세포가 더 있는데 그 하나는 알파세포이고 다른 하나는 델타세포이다.

알파세포는 인슐린과 길항작용을 하는, 즉 인슐린의 작용을 억제하는 호르몬인 글루카곤을 분비한다. 그러므로 알파세포와 베타세포는 서로 반대작용을 하는 호르몬을 각각 분비하고 있는 것이다. 즉 글루카곤은 인슐린과는 반대로 혈액 중의 당분의 농도를 높이는 작용을 한다. 그리고 또 하나의 세포인 델타세포는 무엇을 하는 것일까? 거기서는 소마토스타틴이라는 호르몬을 분비하는데, 이 호르몬은 알파세포와 베타세포의 작용을 조정하는 작용을 한다.

전분질 음식을 먹으면 베타세포가 활발하게 움직여 인슐린의 분비를 촉진시키고, 그 대신 알파세포의 활동을 억제하여 글루카곤의 분비를 방해한다는 사실이야말로 자연의 섭리인 것이다. 신체는 이렇게 자동적으로 외부세계에 적응하려는 기능을 본래부터 가지고 있는 것이다. 그러나 사람이 너무 큰 잘못을 저질러 도저히 못 견디겠다고 판단되었을 때에는 신체는 반란을 일으켜 그 주인인 사람을 흙으로 돌아가게끔 벌을 주는 것이다.

젠킨스 박사의 실험은 무엇을 말해 주는가

로데시아의과대학의 백인학생과 교수, 흑인학생, 흑인노동자 등의 세 그룹 97명에 대하여 각각 포도당부하시험을 시행하였다. 그 결과는 다음 도표와 같다.

〈도표 22〉는 위가 혈당치, 아래가 인슐린치인데 각각 포도당을 주고 난 후 30분마다 측정한 것으로 혈당치는 1시간 후가 최고이고 다음에는 내려가는 것이 어느 그룹이나 같지만, 그 수준에 있어서는 백인의 혈당치가 제일 높고 다음이 흑인학생, 제일 낮은 것이 흑인노동자였다. 이 사실은 백인은 당뇨병 타입이 많고, 다음

〈도표 22〉

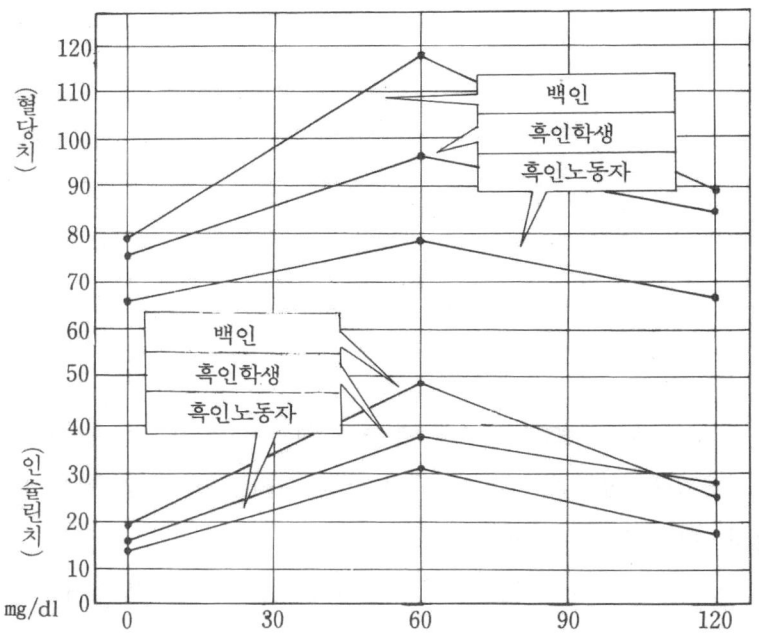

이 흑인학생이고, 흑인노동자는 당뇨병 타입이 아니라는 것을 말한다.

이것보다 더 흥미를 끈 것은 혈액 중의 인슐린의 수준을 동시에 측정한 것으로 〈도표 23〉이 그것이다.

이 도표에서 보듯이 당분이 투여되면 당분을 세포에 흡수시키기 위해 필요한 만큼의 인슐린이 분비되므로 인슐린치가 높아지는 것은 자연스런 반응이다. 따라서 이것은 문제가 되지 않는다.

그러나 인슐린의 수준도 혈당치의 수준과 같이 백인이 제일 높고 다음에 흑인학생이고 제일 낮은 게 흑인노동자였다. 상식적으로는 반대현상이라야 하는데 좀 이상한 느낌이 든다. 인슐린이 많

〈도표 23〉 흑인학생과 흑인노동자의 식사의 차이

1일 섭취량(g)	흑인학생	흑인노동자
설 탕	150	75
정 제 소 맥 분	120	60
감 자 전 분 질	70	20
옥 수 수 전 분 질	0	270
마 가 린 의 지 방	70	0
우 유 의 지 방	20	10
낙 화 생 기 름	0	15

으면 혈중의 당분을 빨리 세포에 흡수시켜서 혈당치가 높아지지않아야 할 것인데, 실험결과는 그 반대로 나타났다. 이 일로 해서 다음과 같은 사실이 규명되었다.

즉 흑인은 백인에 비해서 적은 인슐린이라도 이것이 효율적으로 작용하여 혈당치가 높아지지 않는다는 것이다. 이것은 당뇨병이 되기 어려운 체질이라고 해석해도 좋을 것 같다. 그리고 그들의 식사는 〈도표 23〉과 같이 전분질이나 섬유질이 많은 것이었는데, 즉 평상시의 식사 그 자체가 HFC 식사법이라고 해도 무방할 것이다.

흑인학생의 식사는 지방질이 많고, 노동자보다는 서구적이었음을 알 수 있다.

여기서 '당뇨병이 되기 어려운 체질'이라 함은 유전적인 소질을 의미하는 것이 아니다. 그럼 무엇인가? 그것은 체세포의 울타리인 세포막에 있는 '인슐린수용체'가 건전하고 그 수도 충분히 있다는 것을 의미하는 것이라고 판단된다.

놀라운 HFC 식사법의 치료효과

앞서 관찰한 실험은 경구적으로 포도당을 투여하거나 정맥주사로 공급하거나 마찬가지 결과였다. 결국 흑인은 인슐린의 양이 소량이라도 효율적으로 작용해서 당뇨병에 걸리기 힘든 체질로 되어 있고, 백인은 당뇨병에 걸리기 쉬운 체질이었다. 이 체질의 차이는 그들이 하는 평상시의 식사에 기인한다는 사실을 이 실험을 통해 알았을 것이다.

요약하면 HFC 식사법은 당뇨병의 예방과 치료에 다 같이 훌륭한 방법임은 두말할 필요도 없는 사실이다.

당뇨병은 유전적 소질에 발병인자가 겹쳐서 발병하는 것이라고 했지만, 이 유전적 소질이 당뇨병의 제1체질이라고 한다면, 지금 선진제국의 식사는 당뇨병이 되기 쉬운 당뇨병의 제2체질을 만들고 있다고 생각하면 알기 쉬울 것이다.

미국 국립영양연구소와 켄터키대학과의 공동연구로 밝혀진 HFC 식사법의 치료효과를 구체적으로 보면 다음과 같다.

이 실험은 하루에 15~28단위의 인슐린주사 상용자 5명, 40~55단위의 인슐린주사 상용자 3명, 약물치료를 받는 사람 5명, 합계 13명을 대상으로 시행되었는데, 이들의 식사는 섬유질을 강화하고 전분질을 총칼로리의 75%, 지방을 9%, 단백질을 16%가 되게 한 식사를 대상인원 전원에게 주고 관찰하였다.

이 식사를 시작하고 9일째 될 때까지는 이미 약물치료자 5명과 낮은 단위의 인슐린주사 상용자 5명은 약물이나 인슐린주사가 필요 없게 되었고, 28단위를 쓰고 있던 사람만 인슐린이 필요했는데,

단위가 15단위로 전보다 반이나 감소되었으며, 효과가 나타나지 않았던 경우는 40단위 이상의 인슐린 상용자 3명뿐이었다.

약이나 인슐린이 불필요하게 되었다든지 적은 양으로 족하게 된 것은 혈당치가 눈에 띄게 낮아진 후부터였다. 예를 들면 28단위의 인슐린을 쓰고 있던 환자는 혈당치가 210mg/dl이었던 것이 HFC 식사법을 하면 15단위만으로도 79mg/dl로 내려가는 것이었다.

HFC 식사법은 환자 스스로 만들 수 있다

미국 당뇨병학회가 정하여 당뇨병 환자에게 권장하는 ADA식의 식사를 공급했더니, 당뇨병이 악화되었다고는 할 수 없지만, 결코 좋아지지 않았다. 악화시키지 않는 식사보다는 고치는 식사인 HFC 식사법이 좋은 것은 물론이다. ADA식으로 평균 183mg/dl의 혈당치를 나타냈던 환자 13명이 HFC로는 136mg/dl까지 내렸으니 말이다.

고단위 인슐린 상용자는 별도로 하고 그 외의 환자는 고칠 수 있다는 것이다. 37명의 환자를 대상으로 앤더슨 박사의 실험 결과 역시 〈도표 24〉와 같이 많은 환자가 완치된 바 있다.

또 HFC 식사법은 동시에 암, 고혈압, 동맥경화증, 심장병 등에도 좋은 식사법이다. HFC 식사법에 대한 실험을 하는 가운데서 콜레스테롤치나 중성지방치도 많이 감소되었음을 실증하였다.

〈도표 24〉 37명의 당뇨병 환자를 대상으로 한 HFC 식사법의 효과

(전분질 75% 지방 9%, 단백질 16%, 섬유질로서 밀겨 18g)

앤더슨 박사의 실험결과

	환자수	완 치	부분개선	무 효
경구혈당 강하제(경도)	14	13	0	1
경구혈당 강하제(중등도)	6	6	0	0
인슐린 상용자(중~중증)				
15~20단위 사용자	9	9	0	0
21~30단위 사용자	3	0	3	0
30단위 이상 사용자	5	0	0	5

아프리카 흑인들에게 심장병이 별로 없는 사실은 HFC 식사법에 가까운 식사를 하고 있기 때문인 것으로 믿어진다. 앤더슨 박사의 실험으로는 ADA의 공식 식사법과 비교하면 HFC 식사법은 〈도표 25〉와 같이 콜레스테롤이나 중성지방이 훨씬 내려감을 알 수 있다.

〈도표 25〉 ADA 식사법과 HFC 식사법의 효과

단위(mg/dl)	ADA 식사	HFC 식사
혈중 콜레스테롤치	198	151
혈중 중성지방치	165	140

그러면 전분질, 지방질, 단백질의 비율은 어떻게 하며, 어떤 섬유질을 어떻게 강화하는 것이 제일 이상적인 HFC 식사법인가 하는 것은 다음의 것을 참고하기 바란다.

1) 전분질은 70~80% 정도

2) 지방은 기껏해서 10% 미만

3) 설탕이나 알코올은 억제하고 전분질은 야채나 곡류에서 섭취하며, 그 곡물도 현미와 같이 정제되지 않은 것으로 한다.

4) 밀기울이나 쌀겨 등을 10~15g 정도 강화한다. 물론 현미식을 할 경우에는 감소시켜도 된다.

HFC 식사법은 약이 아니므로 너무 세밀하게 분석한다든지 정량하는 것으로 신경을 쓰거나 구애받을 필요는 없다. 자기 자신의 경험을 토대로 연구하기 바란다.

옛날부터 우엉은 당뇨병에 좋다고 알려졌는데, 아마 섬유질이 많기 때문일 것이다. 또 우엉은 칼로리도 낮은데, 당뇨병에서 칼로리의 과잉은 금물이다.

인슐린은 노벨상을 받은 20세기 최대의 의학상 발견의 하나로 되어 있으나, 눈에 보이지 않는 부작용도 있다. 즉 인슐린의 상용은 조금씩이나마 동맥경화를 일으키는 요인이 되기도 한다. 원래 체내에서 만들어지는 생리물질을 외부로부터 공급하기 때문에 부자연스러우며, 후래밍햄조사에서도 당뇨병 환자는 다른 사람보다 약 30% 가량 심장병으로 죽는 율이 높다는 것이다. 원인은 인슐린이 동맥경화를 진행시키기 때문이라고 봐도 무방한 것 같다. 인슐린을 전혀 필요 없게 하거나 필요량을 감소시키는 HFC 식사법은 이와 같은 결함들을 보완할 수 있고 앞서 말한 동맥경화도 방지할 수 있는 이상적인 식사법이다.

장수연구소 재활센터가 발표한 믿기 어려운 기적

심장발작이 있은 후 겨우 목숨만 이어온 80세의 할머니, 방치하면 심근경색이 확실하여 심장혈관의 문합수술이 예정되어 있는 중년남자, 이런 사람들이 식생활 개선만으로 치료되어 80대의 할머니가 하루 24km를 조깅한다든지, 동네 노인운동회 때 4번이나 우승한다든지 하는 등의 이러한 기적들을 영양문제위원회에 보고한 연구소가 있는데, 캘리포니아에 있는 장수연구소 '재활센터'가 바로 그곳이다.

이 보고서는 영양문제위원회의 위원이나 참고인 전문가를 놀라게 하여, '믿기 어려운 기적'이라고까지 불리어졌다. 이 연구소는 동맥경화로 인해 심장병을 일으켰다든지 심장병이 일어나기 직전의 사람들을 중심으로 식사나 운동 지도를 하고 있는데, 입소자들은 심장병 외에도 고혈압, 당뇨병, 통풍 등 많은 질병을 동시에 갖고 있는 것이 보통이다. 재활센터는 자체에서 개발한 LRC의 방법으로 놀랄 만큼의 성과를 올리고 있다는 것이다.

LRC 방법에 대해서는 미국 재활학회에서 1975년경부터 주목을 하게 되었고, 미국 국립심폐혈관연구소도 LRC와 유대관계를 가지면서 LRC가 하는 방법이나 실적을 조사하고 있었다.

영양문제위원회에서 미국 국립심폐혈관연구소 소장 레비 박사는 '과거의 의학문헌에는 없는 믿기 어려운 성적'이라고 증언했으며, 또 LRC의 식사담당 고문격인 트로웰 박사도 '선구적 연구시설이다'라고 증언하고 있다.

LRC는 38명의 고혈압·심장병 환자를 19명씩 2개조로 나누어서

6개월 간 실험을 계속했는데, 이 실험은 미국 재활학회와 국립심폐혈관연구소와 연락을 취하면서 공개적으로 진행되었다.

그 내용은 LRC 식사를 하는 그룹과 미국심장학회의 표준식사(전분과 지방이 각각 40%, 단백질 20%)를 하는 그룹으로 나누어 시행한 결과, 효과는 LRC 쪽의 식사만에 있었다는 것이다.

몇 가지 예를 들면 다리의 동맥경화증으로 24m 정도밖에 걷지 못하던 환자가 6개월 후에는 3km를 걸을 수 있었다. 골반 동맥이 80%나 협착되어 있던 환자가 25%로 줄어든 경우도 있었다. 그 밖에도 협심증, 통풍, 고혈압, 당뇨병 등의 증상은 거의 전부 개선되었다.

이 실험보고서는 LRC 쪽의 식사를 한 19명에 대해 다음과 같이 말하고 있다. "19명 모두가 발의 혈액순환이 나쁘기 때문에 처음에는 20~30m 밖에 걷지 못했지만, 6개월이 지나는 동안에 전원이 조깅을 할 수 있게 되었다. LRC 식사를 하고 약간의 운동만으로 수주일 이내에 혈액순환이 좋아지고 혈액 중의 산소량도 증가했다. 이것이 심장병을 개선하게 되는 최초의 출발점이 되는 것이다."

또 LRC의 소장 프리티킨 박사는 "심장병의 99%는 LRC가 제공하는 식사로써 예방할 수 있다. 또 이미 발병한 사람이라도 병의 전진을 막고 어느 정도의 개선은 확실히 할 수 있다"라고 말했다.

LRC는 식사와 운동으로 재활을 하고 있다고 해도 그 근본은 어디까지나 식사에 중점을 두고 있다. 왜냐하면 운동은 특히 강제로 하는 것이 아니고 "하루에 몇 발자국씩 걸을 수 있는 데까지 걸어 보세요"라고 충고할 따름이지 특별한 운동을 지도하고 있지는 않기 때문이다.

극적인 기적의 주인공

W부인은 67세 때에 협심증을 일으키고, 75세에 심근경색이 되었으며, 고혈압이나 그 밖의 여러 가지 증세가 있어 약을 복용하는 것으로 겨우 협심증 발작이나 다리의 통증을 억제하고 있다가, 84세에야 LRC에 입소했는데 이때는 겨우 30m 정도밖에 걷지 못하는 형편이었다. LRC의 식사를 시작한 지 1년 만에 약을 쓰지 않고도 견딜 수 있게 되었고, 보행거리도 점점 늘어나 마을 운동회에 나가 경보경기 등 4가지 경기에서 우승했으며, 영양문제위원회의 심의 당시에는 88세로 하루 24km를 조깅할 수 있다고 했다.

또 다른 예는, 6년 전에 처음으로 협심증 발작을 경험한 이후 걸어다니든가 몸을 움직이는 것만으로도 협심증 발작을 일으키는 55세의 남자로서 LRC에 입소하기 전에는 약을 쓰고 있었다. 그러나 입소한 지 석 달 만에 자전거 타기 운동을 수분 간 할 수 있게 되고, 입소 당시 255mg/dl이었던 콜레스테롤치가 2개월 후에는 167mg/dl로 내렸다.

그리고 64세의 남자 입소자의 경우인데, 15년 전에 협심증 발작이 시작되었으며 10년 전부터는 다리를 절게 되어 400m도 채 걷지 못했으며, 심장발작을 자주 일으키므로 입소하기 전 혈관문합수술이 예정되어 있었다.

LRC 입소 1주일 만에 협심증은 없어지고 8일 후에는 약도 끊었다. 한 달 후에는 빠른 걸음으로 3km쯤은 걸어다닐 수 있을 정도로 증상이 좋아졌다. 입소 전에는 통풍, 고혈압, 협심증 발작 등으로 약을 5~15년 간이나 복용하고 있었는데 입소 보름 만에 모든 약을 쓰지 않게 되었으며 혈압강하제를 복용해도 155/85였던 혈압이 입소 한 달 만에 112/63으로 안정되었다.

LRC의 식사는 지방을 억제하는 것이 비결이었다

LRC는 1976년부터 30일 코스를 신설해서 고혈압, 당뇨병, 심장병의 기미가 있는 사람들을 대상으로 한 달 간 입소해서 LRC 방법을 체험하고, 출소 후에도 그 방법을 계속 실천할 수 있도록 지도하고 있다.

식사는 80%가 전분질이고 미정제의 식물성식품임은 물론이지만, 이 과정에서 고기나 스킴밀크(탈지유)는 소량을 허용하지만 계란, 치즈, 버터는 없다. 이 30일 동안에 혈압이 내리고 체중도 줄며 당뇨기가 있는 사람의 혈당치도 내리는 등 효과가 확실히 나타난다. 가령 입소 전에 혈압강하제를 쓰지 않고 있는 사람의 80%(혈압은 확장기혈압이 평균 99mmHg)가 30일 사이에 평균 70mmHg로 내렸고 출소 후 6주 간의 조사에서도 평균 76mmHg였다.

미국의 심장병 권위자들은 날 때부터 동물성지방과 단백질이 풍부한 나라에서 생활했기 때문에 이와 같은 방향의 식생활 개선은 생각지도 못했다. 그러나 그들은 미국식 식생활을 기준으로 한 소위 심장병 환자용 식사(전분질, 지방질은 각각 40%, 단백질 20%)

를 고안해냈지만, 이것으로는 콜레스테롤을 10% 전후밖에 내리지 못했다. 그러나 LRC 식사를 하게 되면 이런 10% 정도의 수치는 문제가 안 되고 또 약을 써도 효과가 없던 환자나 수술 외에 달리 도리가 없다고 생각되는 환자들도 근본적인 육체개조가 가능하다는 것이다.

영양문제위원회에 출석한 사람들은 모두가 놀라는 한편, 그처럼 맛이 없을 것 같은 식사를 오래 지속할 수 있을까, 실제로 자신들이 만들어 먹는 일이 가능할 것인가 등의 의문을 제시했다.

이에 대해 트로웰 박사는 "이 식사를 하면 몸이 가뿐해지며 기분도 상쾌해진다. 이것이 하나의 격려가 되어 모두 지속하더라"고 대답했다. 이와 같은 반응은 그가 LRC에 갈 때 다른 입소자들과 같은 경로로 들어갔기 때문에 입소자들은 동료인 줄 알고 서슴없이 기탄 없는 이야기를 해왔는데, 그때 거기서 들었던 입소자들의 솔직한 반응이라고 덧붙였다.

독자들 가운데는 여기에 나열한 증상으로 고민하고 계신 분이 있을지 모른다. LRC 식사는 한 번 실험해 볼 만한 가치가 있지 않을까? 자기가 얼마든지 할 수 있는 방법이니 말이다.

LRC의 서양식 방법을 그대로 따를 필요는 없다. 이것은 섬유질이 풍부한 미정제의 완전곡류를 주식으로 하는 것인데, 그렇다면 굳이 그들과 같이 통밀빵을 먹지 않아도 되는 것이다. 우리나라 같으면 무농약재배의 무공해 현미밥으로 대체하면 훌륭할 것이다.

LRC 식사가 이와 같은 효과를 발휘하는 것은 무슨 까닭인가? 그 이유를 프리디킨 박사는 다음과 같이 설명하고 있다. 결론부터 말하면 이와 같은 효과는 지방을 많이 억제했기 때문이라 한다.

지방이 협심증 발작이나 다리의 동맥경화로 인한 통증을 일으킨다는 것은 동물실험이나 임상실험에서도 확인된 바 있다. 이러한 통증은 혈류가 나빠지면 체내에 산소가 결핍되고, 이 산소결핍으로 결국 체내에 유독물질이 쌓이게 되어 발생하는 것으로 심장에 혹은 다리 부분에 잘 나타난다. 지방이 나쁘다고 하는 것은 과다한 지방이 혈관에 쌓여 혈액순환을 방해하기 때문이다.

지방은 혈액의 점조도를 높여 혈액순환을 저해한다

실험쥐의 일종인 햄스터란 동물에 지방을 많이 주면 모세혈관이 막혀 산소운반이 나빠진다는 사실을 증명한 실험, 또 협심증 발작이나 다리가 저리고 아픈 통증을 가진 사람만을 모아서 한 실험도 있는데, 이 실험은 24시간 단식 후 지방이 많은 크림을 먹여서 혈액 중의 카일로마이크론(혈장에 존재하는 리포단백의 일종으로, 경구적으로 섭취된 중성지방은 주로 카일로마이크론으로 되어 지방조직에 운반되며, 리포단백리파제라는 효소에 의해 지방산과 글리세롤로 분해된다)의 양을 측정하니 5시간 후에 그 양이 최고도로 달하면서 전원이 협심증 발작을 호소했다는 것이다.

그러나 다음날엔 지방이 없는 식사를 하게 했더니 통증은 일어나지 않았으며 카일로마이크론도 나타나지 않았다. 카일로마이크론은 유상지립이라고도 하는데 지방을 소화흡수할 때 생기는 것으로서 혈액을 걸죽하게 만들어 순환을 나쁘게 하며, 또 혈소판이 혈관의 내막에 엉겨붙어서 핏덩어리를 만들기 때문에 혈액순환이

나빠지고 따라서 조직세포에 충분한 산소를 공급하지 못하게 된다.

지방은 카일로마이크론을 증가시키고 혈액을 혼탁하게 하며 협심증 발작을 유발하지만, LRC 식사는 이와 반대로 통증을 없애주는 효과가 있음은 물론, 혈액순환을 순조롭게 도와주므로 혈압이 높아질 이유가 없어진다.

프리디킨 박사는 영양문제위원회에서나 미국 국립심폐혈관연구소에서 다음과 같은 진언을 하고 있다. "약이나 문합수술에는 부작용이 있을 수 있고 또 그 효과도 적고, 많은 사람들이 합병증을 병발하여 수술경과가 좋지 않아서 사망하는 경우도 있다. 그래서 약물치료나 수술하기 전에 꼭 LRC의 30일 코스에 입소시켜 시도해 보고 그래도 안 될 때 수술이나 약물치료 등의 수단을 강구하도록 하는 것이 이치에 맞는 순서일 것이다."

LRC의 식사로 웬만한 것은 대개 치료가 되니 약이나 수술은 필요 없다. 또 LRC의 식사는 누구나 간단히 할 수 있는 식사로서 프리디킨 박사는 "식사는 단순한 것일수록 좋다"고 강조하고 있다.

동물성이건 식물성이건 지방의 과다섭취는 나쁘다

항간에서는 동물성지방에는 포화지방산이라는 것과 콜레스테롤이 있어서 심장병, 동맥경화증, 고혈압, 당뇨병…… 등 성인병 유발의 원인이 된다고 하여 기피하는 경향이 있다. 반면 식물성기름에는 리놀레산과 같은 불포화지방산이 있어서 콜레스테롤을 쫓아 버리기 때문에 유익하다고 생각하는 것이 상식으로 되어 있다. 그런데 여기서 우리는 지방에 대해서 좀더 정확한 지식을 가질 필요가 있다. 자칫하면 '반풍수 집안 망친다'는 격으로 불완전한 지식이 위험을 초래할 수 있기 때문이다.

우선 문제의 대상이 되는 콜레스테롤에 대해서 생각해 보자. 콜레스테롤은 60조나 되는 인체를 구성하는 세포의 울타리인 세포막을 만드는 재료 가운데 하나이다. 이것이 부족하면 튼튼한 세포가 만들어질 수 없다.

다음에 콜레스테롤은 남성호르몬, 여성호르몬, 부신피질호르몬, 담즙산 등의 원료가 된다. 이것이 부족하면 남성답지도 여성답지도 못한 매력이 없는 사람이 될 것이며 부신피질호르몬의 생산이 부족하면 질병이나 스트레스에 약한 사람이 될 것이다.

콜레스테롤은 이렇게 대단히 중요한 역할을 함에도 눈엣가시처럼 기피를 당하는 이유는 무엇인가?

콜레스테롤에는 두 가지 종류의 운반체가 있는데, 고비중리포단백(HDL : High Density Lipoprotein)이라는 것과 저비중리포단백(LDL : Low Density Lipoprotein)이라는 것이다. HDL은 혈액 중의 콜레스테롤을 간장으로 운반하므로 혈중 콜레스테롤치를 낮추어 준다. 따라서 '좋은 것'이다. 반면 LDL은 간장의 콜레스테롤을 혈액으로 운반하므로 혈중 콜레스테롤치를 상승시키게 되어 '나쁜 것'이다.

그래서 최근에는 혈액검사에서도 반드시 총콜레스테롤치와 HDL치를 구별해서 측정한다. 혈액 속에 HDL이 많으면 동맥경화가 되기 어렵고 LDL이 많으면 동맥경화의 진행이 촉진된다.

비타민E, 비타민C, 셀레늄, 리놀레산, 레시틴, EPA 등은 혈액 속의 LDL을 줄이고 HDL의 수준을 높여주는 영양물질들이다.

또 바다에서 나는 굴에는 콜레스테롤의 함유량이 대단히 높은 것으로 분석되어 있어서 두려움을 자아내게 하는 식품으로 분류되어 있으나, 굴에는 HDL이 많고 또한 식물성 스테롤이나 타우린이 풍부하여 오히려 혈액 중의 LDL형 콜레스테롤의 수준을 떨어뜨리는 좋은 역할을 한다는 사실도 알려졌다. 하여튼 무턱대고 콜레스테롤을 겁낼 필요는 없다.

식물성기름은 불포화지방산이 풍부해서 몸에 유익하지만, 여기에는 조건이 따른다. 단 불포화지방산에 산소와 결합하는 반응을 막아주는 항산화물질이 함께 존재해야 한다는 조건이다.

자연적인 곡물의 배아나 씨앗류에는 지방이 많으나 동시에 항산화물질인 셀레늄이나 비타민E가 들어 있어 건강에 유익한 것이다. 기름을 만들 때 옛날처럼 눌러서 짜는 압착법으로 제조하면 이러한 항산화물질이 기름에 섞여 나오기 때문에 그 식용유는 좋지만, 슈퍼에서 파는 공업적으로 정제된 식용유에는 정제과정에서 이들 항산화물질들이 제거되고 그 대신 합성된 항산화제인 BHA나 BHT와 같은 약품이 첨가되므로 아무래도 비자연적인 것으로 되어 있다.

항산화제로서 안정성이 보장되지 않은 식용유는 그 속에 들어 있는 불포화지방산이 산화되어 과산화지질로 변화되기 쉬우며, 이 과산화지질은 동맥경화, 심장병, 간장병, 신장병, 암, 노화 등의 유력한 원인이 되고 있다. 과산화지질이 단백질과 결합하여 만들어진 리포푸스친은 노화물질로서 이것이 뇌세포에 침착하면 기억력이 쇠퇴되고 판단력이 흐려져 노망이 된다. 과산화지질은 독성이 극심할 뿐 아니라 돌연변이를 일으켜 암을 유발하기도 한다.

그러므로 지방은 동물성에만 문제가 있는 것이 아니라, 식물성에도 문제가 있는 것이다. 앞서 말한 바 있었지만, 지방의 과다섭취는 심장병이나 당뇨병을 유발시킬 뿐만 아니라 결장암이나 유방암을 유발한다.

요즘 건강에 특별한 관심을 기울이고 있는 사람들은 식물성지방만을 섭취하려고 애쓰는 경향이 있는데, 동물성과 식물성을 4 : 6의 비율로 섭취하는 것이 좋다. 그리고 비타민E나 셀레늄의 섭취도 잊지 말아야 할 것이다. 셀레늄은 비타민E의 1,970배의 항산화력이 있음이 최근 밝혀졌다.

제 5 장 지금 의학계에는 큰 혁명이 일어나고 있다

레저 박사는 정신의학의 결함을 증언하였다

    식생활과 건강 그리고 식생활과 질병과의 관계에 대하여는 여태까지 설명해 왔다. 또 의사들이 영양에 관해 잘 이해하지 못하고 있다는 사실도 언급했는데, 지금까지의 정통의학이 영양문제에 대해 무관심했던 게 원인이었다.
    그러나 지금부터의 의학은 새로운 영양학에 대해 깊이 연구하지 않으면 안 된다고 파보 에어롤러 박사는 다음과 같이 말하고 있다. "적어도 치료에 종사하는 사람은 어떤 계통의 의술을 사용하든 간에 누구든지 모두 '식품, 비타민류, 미네랄류, 약초, 생녹즙' 등에 관해서 그 임상요법적인 사용법을 잘 익혀서 환자진료에 새로운 지식으로 이용해야 한다." 또 그는 "'만일 오늘의 의사가 내일의 영양학자로 되지 않는다면, 오늘의 영양학자가 내일의 의사로 될 것이다'라는 말을 의사도 꼭 기억해 주길 바란다"고 했다.

올바른 식생활로 성인병을 예방하는 것은 가능하며, 병에 걸리고 난 후에 야단치는 것은 어리석기 짝이 없는 것임은 누구나 다 아는 사실인데, 이 사실을 등한시하고 있다는 데 문제가 있다.

지금 미국을 위시한 선진제국에서 일대 붐을 이루고 있으며 수많은 난치병이 치료되는 새로운 의학의 방법을 예로 들어보자.

정신분열증을 비타민이나 미네랄과 같은 영양물질로 치료하는 분자교정법(Orthomolecular, 이하 OM법이라고 한다)은 그 예의 하나로, 이 OM법은 세포 내의 생명활동을 분자 수준에서 문제시하여 영양물질이나 생리물질의 농도를 가장 이상적인 수준으로 교정하는 방법이라는 뜻에서, '분자'를 '교정'한다는 명칭이 붙게 된 것이다.

OM법의 연구결과 정신병 환자를 비롯한 모든 환자들의 몸과 뇌의 영양상태가 불균형하다는 사실이 알려지게 되었다. 정신병 환자들은 비타민이나 미네랄이 부족했는데, 특히 비타민B_1, B_2, B_3(나이아신), B_5(판토텐산), B_6, B_{12}, 엽산, 비오틴, 비타민C, 칼슘, 마그네슘, 아연, 망간 등의 미네랄이 부족하다는 것이다.

따라서 부족한 것은 외부로부터 보충하여 OM한다. 이것이 OM법이다. 재래의 치료법은 밖에 나와 있는 증상에만 치중하여 향정신약으로 억제시키려고 했던 것인데 반해 OM법은 증상을 일으킨 근본원인에 도전하는 근원요법으로 시야가 그만큼 넓으며 물론 그만큼 효과도 높다.

OM법의 무기는 비타민, 미네랄 등의 영양물질과 식사개선뿐이다. 전 미국 OM법협회장인 정신과 의사 레저 박사는 영양문제위원회에서 재래의 정신의학은 "질병과 영양과의 관계에 대해서는 장님이었다"고 증언하였다.

호퍼 박사와 오스먼드 박사도 OM법으로 다수의 정신분열증 환자를 치료했다고 한다. 그들은 환자에게 비타민C를 3~18g씩 투여하고 그 밖에 필요한 비타민과 미네랄을 사용하였다고 한다.

의학의 혁명 —— 분자교정의학

라이너스 폴링 박사는 그의 최근의 저서 『쾌적장수법』(1986년)에서 "나는 물질을 사용해서 질병을 치료할 경우, 일반적으로 말해서 비타민C와 같이 보통 인체 내에 있어서 생명의 유지에 필요한 물질을 사용하는 편이, 바람직하지 못한 부작용의 우려가 있는 강력한 합성약품이나 식물성약제를 쓰는 것보다 낫다고 믿는다. 비타민C나 그 밖의 비타민의 대부분은 대량으로 사용해도 안전하며 부작용이 없는 것이 특징이다.

나는 항상 신체 내에 존재하며, 생명의 유지를 위해 필요한 물질의 체내농도를 변동시키는 것에 의해 좋은 건강상태를 유지하고 질병을 치료하는 방법으로써 '분자교정의학'이란 말을 만들었다. 버나드 림란드 박사는 이 말을 빌어 약품을 사용하고 있는 통상의 의학을 '분자독성의학'이라고까지 말했다"라고 말했다.

분자교정의학의 최대의 특징은 일체의 의약품을 사용하지 않으며, 물론 수술이나 방사선을 사용하지 않는다는 데 있다. 여기서는 다만 식사개선과 영양물질의 투여만으로 질병을 그 근원에서부터 원인요법으로 고친다는 것이다.

의약품은 신체 내에 항상 존재하는 물질이 아니라 낯선 것이기 때문에, 이것을 체내에 넣었을 때 크거나 작거나 간에 거부반응이 일어난다. 그러나 영양물질은 조상 대대로 우리들의 신체 내에 언제나 있어 왔던 것이므로 하등의 부작용이 없으며 신체에 잘 적응한다.

분자교정의학은 질병이 일어난 근본원인을 찾아 그것을 해소하는 방법을 사용하지만, 통상적인 의학은 우선 다급한 불인 증상만을 끄느라고 여념이 없다. 뿐만 아니라 여기서 사용하는 의약품들은 약간의 도움을 주는 대신 때로는 신체에 돌이킬 수 없는 장애를 일으키기도 한다.

이반 일리히는 『의학의 한계』(『병원이 병을 만든다』는 제목으로 국내에 번역·소개되었다)에서 "미국의 의사들은 1년에 400만 명의 사람들에게 클로람페니콜(항생제의 일종)을 처방했는데, 그것은 여드름, 인두염, 보통감기 그리고 심지어 화농된 손거스러미와 같은 하찮은 것에까지 사용되었다. 미국에서는 티푸스가 드물었기 때문에, 400개의 예 중에서 1개 정도가 이 약에 의한 치료를 필요로 했을 뿐이다. 기형을 야기하는 탈리도마이드(수면제의 일종으로 단지증(短肢症)이란 기형을 유발해서 커다란 사회문제를 야기한 약품)와는 달리, 클로람페니콜은 살인을 일으킨다. 그 결과 미국에서는 몇백 명의 사람들이 진단도 받지 못하고 죽어갔다"고 말하고 있다.

미국 뉴욕내과의과대학의 알론조 클라크 박사는 "우리들이 쓰는 치료약은 모두 독이며, 따라서 한 번 먹을 때마다 환자의 활력을 떨어뜨린다. 의사들은 환자들을 낫게 하려는 열성으로 도리어 심한 해를 입히고 있는 것이다. 자연에 맡기면 저절로 회복될 것으로 믿어지는 많은 사람들을 서둘러 묘지로 보내고 있다"라고 개탄하였다.

라이너스 폴링 박사는 그의 저서인 『쾌적장수법』에서 "분자교정의학이 치료의학으로 정착되면 오늘날 최대의 문제 중의 하나인 의료비의 앙등을 해결하는 데 상당히 기여할 것임은 두말할 나위가 없다. 1965년 미국의 의료비는 공적비용과 사적비용을 합해서 400억 달러였는데, 이것이 20년이 지난 1985년에는 10배인 4,000억 달러로 증가되었다(미국 보건교육복지성의 1985년도 보고). 의료비가 GNP에 점하는 비율은 1965년 6%였던 것이 1985년에는 11%로 늘어났다"고 말하고 있다. 그런데도 불구하고 환자는 늘어만 가고 있으며 또 아무리 써도 고쳐지지 않는 병들이 속출하고 있다.

라이너스 폴링 박사는 분자교정의학의 치료방법인 '메가비타민 요법'으로 "수백 종류의 질병들을 치유시킬 수 있는 날이 틀림없이 올 것이다"라고 단언하였다.

분자교정의학이 '21세기의 의학'이라고 불리고 있는 것은 현재의 정통의학으로는 해결할 길이 없는 대부분의 난치성 만성질환들이 영양대사장애에 기인하거나 기타 영양문제와 관계가 있음이 밝혀지고 있으며, 분자교정의학적 방법이야말로 바로 영양대사의 정상적인 운영을 가능하게 하고 있기 때문이다.

분자교정의학이 처음으로 세상에 알려진 것은 1968년에 라이너스 폴링 박사가 스탠퍼드대학 내에 분자교정의학연구소를 창설한 때로서, 이 연구소는 그 후 1974년에 캘리포니아의 멘로파크에 라이너스 폴링 과학의학연구소로 확장, 발전되었다.

영양문제위원회의 보고서에는 이 새로운 혁명적인 의학적 방법에 관하여 많은 분량의 정보를 기술하고 있다. 약이 아닌 영양물질과 식사 개선에 의해 특별히 효과가 기대되는 질환들은 대부분 약과 수술로는 치료될 수 없는 것들이다.

말기암 환자의 목숨을 비약적으로 연장시키는 메가비타민요법

영양물질로 암을 고치는 시대가 열렸다. 이 방법은 '메가비타민요법'이란 것으로, 현재 미국을 비롯하여 일본, 영국 등지에서 활발히 연구가 추진되고 있다.

비타민C는 극히 평범한 영양물질이지만, 이것을 대량으로 사용하면 암에 효과가 있다는 것이다.

라이너스 폴링 과학의학연구소에서 연구한 바 있는 일본의 모리시게 박사의 실적에 의하면, 의사가 손을 뗀 말기암 환자를 비타민C로 치료하여 사회생활에 완전 복귀시켜 10여 년이 지난 지금까지도 살고 있는 몇 가지 예가 있다. 이와 같이 아직 많지는 않지만 보통 몇 개월밖에 살지 못할 것이라는 판명을 받은 암환자의 목숨을 비약적으로 연장시킨 연명효과는 대단히 크다. 1973~1979년 사이에 취급한 99명의 말기암 환자의 통계를 보면, 평균해서 위암 환자에서 2.5배, 자궁암 환자에서 13.6배, 총평균 5.2배라는 현저한 연명효과를 올리고 있는 것이다.

모리시게 박사팀은 비타민C에 비타민B_{12}와 구리를 첨가하는 새로운 방법에 의해 종래의 비타민C투여법보다 100배나 효과가 높은 획기적인 방법을 개발해서 동물실험하였던바, 실험동물의 암을 90% 퇴치하는 데까지 성공하였다. 박사는 지금 자기가 병원장으로 있는 병원에서 희망자에게 실제로 이 방법을 사용하고 있다.

모리시게 박사는 "의학은 원래 우리 몸의 생화학인데, 종래의 의학은 이것을 미처 몰랐다"고 말하고 있다. 신체의 생화학이란 말하자면 영양대사이다. 영양에 관하여 별로 아는 것이 없었던 종래의 의학은 그 한계를 나타냄과 동시에 새로운 의학에 그 자리를 비워주어야 할 시점에 이르렀다.

베일러대 의과대학 신경외과 교수인 그린우드 2세는 척추디스크나 배골의 이상을 보호 및 예방하는 데 다량의 비타민C가 효과가 있다는 실험결과를 보고하였다.

그린우드 교수는 디스크환자 약 500여 명을 관찰, 조사한 끝에 "초기의 디스크장애 환자는 상당수가 비타민C를 다량 투여하면 수술을 피할 수 있다는 확신을 얻었다"고 했다.

또 배트겐 박사는 유행성간염을 앓는 245명의 어린이에게 하루에 10g의 비타민C를 투여해서 성공적으로 치료했다고 보고했다.

최근에 힌드슨 박사가 발표한 바에 의하면, 비타민C를 하루에 0.5~1g씩 투여하면 땀띠가 깨끗이 낫는다는 것이다.

쿠발라 박사와 카츠 박사는 지능지수와 혈액 중의 비타민C 농도 사이에 관계가 있다는 흥미 있는 조사결과를 발표했다. 피실험자는 3개 도시의 4개 학교(유치원부터 대학까지)의 학생 351명이었다. 고농도비타민C 그룹에서 72명, 저농도비타민C 그룹에서 72명의 피실험자를 선정했다. 이들 두 집단의 평균 IQ는 각각 113.22와 108.71로 나타나 고농도비타민C 그룹이 저농도비타민C 그룹보다 평균 IQ가 4.51 정도 높은 것으로 밝혀졌다. 그 후 그들은 인위적으로 비타민C를 투여하여 IQ를 높일 수 있다는 실험에 성공했다. 또한 비타민C의 섭취량이 적으면, 사물을 빈틈없고 날카롭게 관찰할 수 있는 능력이 저하된다고 지적했다.

노르웨이의 정신병원에서 입원환자 396명을 조사한 결과 15.4%에서 비타민B_{12}가 현저히 부족되어 있고, 라이너스 폴링 박사팀이 1973년에 샌디에이고대학 부속병원의 협력으로 정신분열증 환자의 영양상태를 조사한 결과에 의하면, 비타민C, 비타민B_3, B_6가 부족되어 있었다. 그 밖에도 정신병자들은 비타민B_1, 엽산, 비오틴, 아연, 망간 등도 부족하다는 사실을 알게 되었다.

라이너스 폴링 과학의학연구소에는 현재 폴링(1954년, 1962년에 노벨상을 수상) 박사 외에도 18명의 노벨상 수상자가 있으며, 세계정상급의 학자 480여 명이 모여 '약이 필요 없는 시대'를 열기 위한 연구에 박차를 가하고 있다. 최근 메가비타민요법은 수십 종의 난치병 치료에 유효하다는 사실이 밝혀졌다.

지금 미국에서는 암치료의 방향이 달라지고 있다

미국 국립암연구소 연구의 핵심방향이 바야흐로 새로운 의학적 방법으로 집중되고 있다. 종래 의학의 주류였던 약품과 발암효과의 총정리가 시작되었으며, 전세계를 통해 음식물과 암과의 관계를 철저히 조사하고 있다.

최근(1987년 10월)『뉴욕타임스』지에는 미국 국립암연구소의 영양물질로 암을 예방하는 연구에 관한 기사가 있는데, 간추려보면 다음과 같다.

"······비타민, 미네랄 등의 영양소를 투여함으로써 암을 예방하는 일은 실현가능성이 높은 것으로 알려졌다. 이 방법은 전세계에서 수만 명을 대상으로 대규모의 실험이 진행되고 있다. 미국 국립암연구소의 후원으로 진행되고 있는 이 실험은 현재 25가지에 이른다. 미국 국립암연구소의 암예방 및 퇴치연구부 부장인 피터 그린월드 박사는 5~6가지의 예비실험에서 이 방법이 암의 진행을 늦추거나 심지어는 암이 나타나는 전 단계에서 세포의 암화를 거꾸로 돌려 정상화시킨다는 매우 희망적인 연구결과가 나올 것이라고 한다.

지금까지 알려진 암예방 영양소는 비타민A, C, E, B_{12}, 엽산, 베타카로틴 등 비타민들과 셀레늄 및 섬유질 등이 대표적인 것으로 알려져 있다. 이들 영양소는 위암, 자궁암, 폐암, 유방암, 방광암, 직장암, 피부암, 결장암 등을 방지한다."

미국 국립암연구소의 이러한 방향전환은 획기적인 것이다. 왜냐하면 1973년에 라이너스 폴링 박사가, 에반 카메론 박사가 1일 10g의 비타민C 투여로 치료한 40명의 진행암 환자의 병력서를 가지고 미국 국립암연구소로 찾아갔을 때만 해도 전혀 냉담한 분위기였다고 한다. 함께 갔던 부인이 후일 "새로운 아이디어에 대해서 저렇게 흥미를 나타내지 않는 의학연구자는 처음 보았다"고 말했을 정도였다.

라이너스 폴링 박사가 국립암연구소를 방문했던 것은 그곳의 전문가들에게 비타민C에 관한 대조시험, 즉 추시를 의뢰하기 위한 것이었는데 그들은 전혀 관심을 나타내지 않았던 것이다.

우리 속담에 '세월이 약'이라는 말이 있는데, 역시 미국도 세월이 흐르다보니 눈을 뜨게 되는 날이 오는 모양이다.

미국 국립암연구소가 "암을 예방하는 식사"에 관한 연구를 시작한 것은 1977년부터였는데, 1980년 캘리포니아대학에서 개최된 「암과 식사」에 관한 회의에서 본 연구소 부소장인 고리 박사는 암을 예방하는 7개항의 식사법을 제안하기에 이르렀다. 그 7개항을 소개하면 다음과 같다.

1) 동물성지방 및 식물성지방의 섭취를 감소시킨다.
2) 녹황색야채의 섭취를 적극 늘린다.
3) 언제나 다소 부족할 정도로 먹는다.
4) 섬유질의 섭취를 적극 늘린다.
5) 비타민류 특히 비타민A, C, E를 충분히 섭취한다.
6) 셀레늄, 아연, 칼슘 등 미네랄을 충분히 섭취한다.
7) 요구르트 등 유용균을 이용한다.

모리시게 박사는 "비타민C요법은 암을 퇴치하지 못할 경우에도 암과 환자의 평화공존은 가능하다"고 말하고 있다. 앨라배마대학 영양학부장인 바타워즈 박사팀의 실험에 의하면 엽산(비타민B의 일종)으로 전암상태를 억제하였을 뿐 아니라, 일단 전암상태로까지 발전한 것을 다시 원상으로 회복시켰다는 것이다.

하여튼 암에 있어서뿐만 아니라 영양과 질병과의 관계는 앞으로 더 많이 해명될 것이며, 병을 치료하는 방법에 있어서도 바야흐로 약물요법보다는 영양요법의 시대에로 나아가고 있으며, 이 분야에서는 이미 의학혁명이 일어나고 있다.

지금 미국을 비롯한 일본 등 선진국에서 분자교정의학과 같은 영양요법을 난치병의 치료수단으로 활용하고 있는 것은 하나의 발전적인 추세로 되어 가고 있다.

미량영양소로 성인병을 예방한다

영양문제위원회 보고서의 핵심은 현대인의 식생활이 '영양의 불균형'이라는 모순으로 뒤죽박죽되어 있기 때문에 성인병이 증가일로에 있으며, 또한 영양문제에 대해서는 문맹인 현대의학의 방법으로는 해결책을 강구할 수 없으며, 영양의 불균형은 비타민·미네랄 등 미량영양소와 섬유질의 부족이 두드러진 원인으로 부각되고 있다는 것이다. 암에 있어서는 셀레늄이라는 미네랄의 예방효과가 주목을 끌고 있는데, 여기에 비타민A, C, E 등을 겸용하면 훌륭한 예방책이 된다는 것이다. 또 스웨덴의 조사연구에서는 철분의 부족이 식도암의 원인이 된다고 한다.

세계적인 암의 권위자로 유명한 윈더 박사에 의하면, 지나친 알코올의 음용을 끊으면 식도암이나 설암이 절반으로 줄어들 것이라고 하는데, 이것은 알코올 자체가 암의 원인이 되는 것이 아니라 암을 예방하는 미네랄을 몸 밖으로 배설시켜 버리기 때문이라는 것이다.

비타민C와 E 그리고 셀레늄은 심장병을 예방하는 미량영양소로 밝혀져 있는데, 이들 영양소는 콜레스테롤을 줄이는 작용을 함과 동시에 과산화지질의 생성을 억제하는 항산화제로써 작용하기 때문이다. 동맥경화증의 예방에는 비타민B_6, 아연, 마그네슘 등이 효과가 있다는 사실도 밝혀졌다. 당뇨병은 아연과 크롬 부족이 중요한 원인으로 되어 있다. 백내장의 예방에는 셀레늄이 위력을 발휘한다는 사실도 알려졌다.

다무라 박사는 현대인의 칼슘 부족에 대해서 경각심을 가져야 한다면서 "칼슘과 인의 이상적인 섭취비율은 1 : 1 정도인데, 인이 칼슘보다 50배나 많은 포크햄, 20배나 많은 소시지, 13배나 많은 콜라, 5배나 많은 인스턴트 라면 등으로 불균형상태인 것이 문제"라면서 심지어는 자연상태의 야채인 우엉에도 색깔을 곱게 하기 위해 중합인산을 첨가하고 있다는 것이다.

앞에서도 누누이 말했지만 동물성단백질이나 설탕의 과다섭취는 칼슘 부족의 커다란 원인이지만, 가공식품에 첨가되는 인의 양도 보통 문제가 아니다.

미국 등 선진국에서는 이러한 미량영양소의 문제를 해결하기 위해서 가정에서의 식사만으로 부족할 때에는 영양보조식품(한국에서는 보통 건강식품으로 통한다)의 형태로라도 적극적으로 섭취할 것을 권장한다.

에스키모인에게 동맥경화가 적은 것은 EPA 때문이었다

미국을 비롯한 공업선진국에서는 심장병이 사망원인의 제1위를 차지하고 있다. 그래서 전문가들은 심장병의 발생이 적은 지역에 사는 사람들의 식생활에 주의를 기울이게 되었다.

1970년대에는 에스키모인과 바닷가에 사는 일본인을 대상으로 하는 대규모의 역학조사연구가 행해졌다. 그 결과 양쪽 모두 관상동맥성 심장병의 적음을 확인하였다. 일본인의 식사의 특징은 야채와 어패류의 섭취가 많은 데 비해 에스키모인의 식사는 야채가 거의 없고 바다물고기와 바다짐승의 고기나 기름을 먹는 게 특징으로 되어 있었다. 따라서 에스키모인은 일본인보다 동물성단백질과 지방의 섭취량이 월등하게 많고, 또 그만큼 콜레스테롤의 섭취량도 많을 터인데 동맥경화증이나 관상동맥성 심장병이 거의 없는 이유는 어디 있는 것일까, 하는 문제가 제기되었다.

1980년 영국에서 발행되는 세계적으로 권위 있는 의학잡지 『란세트』에 게재된 EPA의 역학조사보고는 서구사회에 커다란 충격을 안겨주기에 족했다. "좀더 고기를! 좀더 많은 동물성단백질을!" 하고 외치던 영양학의 코가 납작해졌던 것이다.

하찮은 바다물고기와 바다동물의 기름 속에 EPA와 DHA라는 다가불포화지방산이 들어 있고, 이것들이 혈액 중의 콜레스테롤과 중성지방의 수준을 낮춤으로써 피를 맑게 하고, 동맥경화를 방지하며, 혈소판의 응집을 억제하여 혈전을 방지하므로 심장병과 뇌졸중을 예방한다는 사실은 스테이크와 버터를 최고의 영양가치로 생각해 왔던 서구인에게는 충격이 아닐 수 없었다.

1982년 1월 18일자의 『메디컬 월드 뉴스』지에는 오리건위생대학 의학부 교수이며 임상영양학부문과 지질동맥경화연구소 소장인 윌리엄 코너 박사의 연구논문이 소개되었다.

발췌된 논문의 줄거리는 EPA와 DHA가 함유된 등푸른 생선이나 바다동물의 기름은 혈액 중의 콜레스테롤과 중성지방을 현저하게 줄이는 효과가 있으며, 특히 LDL을 줄이고 HDL을 늘리는 동시에 혈액응고로 인한 혈전을 억제하는 효과가 있음을 입증했다는 것이다.

그런데 이러한 생리적 작용은 EPA라는 다가불포화지방산이 직접 하는 게 아니라, EPA에서 유도되는 프로스타글란딘의 작용에 의하는 것임도 밝혀졌다. 그러므로 EPA는 심근경색, 뇌졸중, 고혈압, 동맥경화증 기타 맥관계질환에 유효하다는 사실이 밝혀졌다.

덴마크의 다이에르베르그 박사팀이 1978년 행한 에스키모인에 대한 역학조사는 같은 혈통의 인종임에도 불구하고 EPA가 풍부한 바다동물을 상식하는 핀란드에 사는 에스키모인에게는 없는 심장병과 혈전증이 유럽인과 같은 식생활을 하는 덴마크에 사는 에스키모인에게는 많다는 사실을 확인했다.

EPA에 관한 연구는 미국심장학회, 미국 국립위생연구소, 덴마크 심장학회, 영국암캠페인, 덴마크의학연구재단에서 원조를 받은 저명한 대학과 병원에서 행해졌다. 각 연구기관에서의 보고를 종합하면 다음과 같다.

1) EPA는 혈액 중의 LDL과 중성지방의 수준을 현저히 낮추는 반면, HDL의 수준을 높인다.

2) EPA는 혈소판의 세포막을 구성하고 있는 아라키돈산(필수지방산의 일종)을 쫓아내고, 그 대신 들어감으로써 혈소판의 응집력을 저하시킨다.

3) 따라서 혈액의 점조도가 떨어져 혈액순환이 좋아지고, 혈전의 생성이 억제되어 뇌졸중이나 심근경색의 발작을 예방한다.

임상실험의 피험자들은 정어리와 같은 등푸른 생선, 등푸른 생선 기름, EPA와 DHA가 고농도로 농축된 캡슐로 된 영양보조식품 등을 각각 먹었는데, 거의 같은 반응을 나타낸 것으로 보고되었다.

당뇨병의 원인에는 비타민B_6의 결핍도 있었다.

식사요법, 운동요법, 인슐린요법 등 당뇨병의 3대요법에 이어 1980년대에 들어와 새롭게 당뇨병의 치료에 등장한 것은 비타민B_6와 GTF(크롬이 함유된 화합물로써 내당인자)이다.

미국의 보스턴에 있는 세계적인 권위가 있는 당뇨병의 연구기관인 조슬린연구소에서는 당뇨병 치료에 1일 180mg의 비타민B_6를 투여한다. 조슬린연구소의 멤버들이 전세계에서 보고된 당뇨병과 비타민B_6에 관한 방대한 통계자료를 근거로 식사, 운동, 인슐린이라는 3대 지주에 또 하나의 제4지주로써 비타민B_6를 대두시킨 것은 1974년의 일이다.

1983년 4월 독일 뮌헨에서 개최된 국제회의에서 시바다 박사 등 일본의 연구가들은 비타민B_6와 당뇨병의 관계에 대하여 발표하였다.

단백질을 구성하고 있는 아미노산의 일종인 트립토판은 그 대사과정에서 비타민B_6가 부족하면 크산투렌산이라는 중간대사산물로 축적되는데, 이 크산투렌산은 췌장에서 분비되는 인슐린의 일부와

결합하여 그 기능을 떨어뜨림으로써 인슐린의 작용 부족을 초래하여 당뇨병을 유발한다는 것이다. 이러한 경우의 당뇨병을 전문가들은 '크산투렌산당뇨'라고 한다.

트립토판은 특히 육류에 있는 동물성단백질에 풍부하다. 육류의 지방분에는 췌장의 랑게르한스섬의 베타세포의 기능을 억제하고 인슐린과는 반대작용을 하는 글루카곤이라는 호르몬을 생산하는 알파세포의 기능을 촉진하는 작용이 있음은 앞에서 설명한 바 있다.

이렇게 보아도 육류의 과다섭취가 당뇨병에 불리하게 작용한다는 사실을 알 수 있다.

비타민B_6는 또한 당뇨병의 합병증에도 유효하게 작용한다는 사실이 밝혀졌다. 즉 그것은 당뇨병의 합병증 가운데서도 가장 광범하고 중요한 혈관계병변인 동맥경화증을 예방한다는 사실이다.

단백질을 구성하고 있는 아미노산의 일종으로 메티오닌이 있는데, 만약 비타민B_6가 결핍되면 이 메티오닌의 대사가 원만히 진행되지 못해서 호모시스테인이라는 물질이 체내에 축적된다. 이 호모시스테인이 바로 동맥경화증을 일으키는 원인물질이라는 것이다.

하버드대학의 병리학 교수인 매커리 박사에 의해 제창된 이론인 바, 박사는 이를 실증하기 위한 일련의 실험을 하였다. 토끼를 사용한 실험이었는데, 그는 24마리의 토끼를 몇 그룹으로 나누고 그 중 한 그룹에는 호모시스테인을 주입하고, 다른 그룹에는 보통 사료를 주었으며, 또 다른 그룹에는 비타민B_6가 부족한 사료 내지는 콜레스테롤을 첨가한 사료를 주었다.

그 결과 호모시스테인을 주입한 그룹과 비타민B_6가 부족한 사료를 준 그룹은 전체가 동맥경화증을 일으켰다. 이에 비해서 콜레스테롤을 첨가한 사료를 준 그룹의 토끼는 3마리 중 1마리만 동맥경화증을 일으켰다.

이 실험으로 보아 콜레스테롤은 확실히 동맥경화증의 하나의 원인인 것만은 틀림없으나, 비타민B_6의 부족이야말로 동맥경화증을 일으키는 커다란 원인임을 알 수 있다.

1981년 6월 13일자 『란세트』지의 기사는 의학계에 일대 반향을 일으켰다. 혈전이란 혈소판이 응집하여 핏덩어리를 만들어 혈액순환을 나쁘게 할 뿐 아니라 좁혀진 혈관을 막아버리는 것인데, 이 혈전증이 뇌혈관에 생기면 뇌졸중, 심장의 관상동맥에 생기면 심근경색, 폐동맥에 생기면 폐경색 등으로 되어 최악의 경우 목숨을 잃게 되는 중대한 병이다. 이 위험한 병을 일으키는 '범인'인 혈전을 녹여버리는 작용이 비타민B_6에 있다는 사실은 대단한 뉴스거리가 아닐 수 없다. 그것도 세계적인 권위가 있는 의학잡지인 『란세트』의 기사이므로 굉장한 반향을 일으켰던 것이다.

GTF의 존재에 대한 가장 최초의 발견자는 독일의 과학자인 글라저와 할페른 박사 등으로, 그들은 효모추출물이 인슐린의 작용을 강화시켜 준다는 사실을 발견하였다. 그 후 이와 같은 획기적인 연구는 메르츠와 슈바르츠 박사 등에 의해 다시 재개되었으며, 1969년에 드디어 효모추출물 속의 성분이 세포막에서 인슐린수용체와 인슐린이 서로 작용하기 쉽도록 도와주고 있음을 확인하였다.

한편 GTF와 화학구조를 경정하는 실험을 하던 중 하나의 놀라운 사실을 발견하였다. 그것은 GTF가 당뇨병 환자나 또는 크롬

부족증에 걸려 있는 동물들의 혈액 중의 콜레스테롤과 중성지방을 현저하게 저하시킨다는 사실이었다.

GTF가 인슐린의 작용을 도와 혈액 중의 당분을 효율적으로 세포 내에 유입시킴으로써 혈당치를 저하시키는 작용은 임상적으로 입증되고 있다. 이렇게 GTF가 당뇨병에 유효할 뿐만 아니라, 혈중 콜레스테롤치와 중성지방치를 떨어뜨리는 작용도 하므로 당뇨병의 합병증에도 유효하다는 사실이 밝혀졌다.

GTF는 3가크롬에 나이아신, 글리신, 글루탐산, 시스틴 등이 결합된 화합물로서 크롬만 있으면 사람의 간장에서 합성되며 장내세균에 의해서도 일부 합성된다. 그러나 노령자나 당뇨병 환자에 있어서는 합성능력이 매우 떨어지므로 GTF 효모를 섭취하는 것이 바람직하다.

GTF는 인슐린을 도와 혈당을 강하시키는 작용과 혈중 콜레스테롤과 중성지방을 떨어뜨리는 작용 외에도 몇 가지 중요한 작용을 한다. 그 하나는 저혈당상태를 개선하는 작용이고, 또 하나는 식욕을 정상화시키는 작용이다. 그리고 1960년대 다트마우스 미량미네랄연구소의 슈뢰더 박사는 동물실험을 실시한 결과 실험동물의 수명이 연장되었다고 보고했다. 그리고 실험쥐들은 오래 살 수 있었을 뿐만 아니라, "놀랍게도 죽은 후 해부시에도 실험쥐의 대동맥에는 어떠한 동맥경화성 병변도 없었다. 그러나 크롬을 먹이에 보충하지 않은 대조군의 실험쥐들은 20% 정도가 대동맥에 콜레스테롤의 침착에 의한 병변이 있었다"고 했다.

이러한 수명연장은 심장병의 높은 발병률과도 관계가 있음이 밝혀졌다. 핀란드의 푼사르 박사의 보고는 그 좋은 실례가 된다. 세계에서 가장 높은 심장병 발생률을 가지고 있는 나라가 바로 핀란드인데, 그는 여기서 이미 예기했던 10년 간의 연구에서 다음과 같은 사실을 발견하였다고 한다. 즉 크롬의 함유량이 적은 음료수를 마시고 있는 사람들은 질병에 걸리는 이병률과 치사율이 다 높다는 사실이다. 따라서 이 연구에 의하면 질병에 걸리는 이병률과 치사율을 감소시킬 수 있는 유일한 원소가 바로 크롬이라는 것이다.

현대인이 먹고 있는 정백가공식품이나 인스턴트식품 그리고 설령 자연 그대로의 식품일지라도 화학영농으로 재배된 것에는 크롬을 비롯한 미량미네랄이 현저히 결핍되어 있다. 이러한 사실은 아마 성인병 유발의 적어도 하나의 원인이 될 것이다.

우유만으로 칼슘 부족이 해결되지 않는다

우유는 칼슘이 풍부한 이상적인 영양식품으로 알려져 있지만, 그것은 만능의 완전식품은 아니라는 사실이 최신의 임상영양학적 연구에 의해 밝혀졌다.

일본 나고야시에서 태어난 올해 24살의 A군은 제왕절개수술로 태어났고 엄마젖이라고는 초유를 조금 먹었을 뿐 줄곧 우유로 컸다고 한다. 그는 출생 후 3주째에 아구창, 1개월 반 만에 서혜헤르니아, 1년 반 만에 교원병이란 진단을 받는 등 19살이 되기까지 몸이 성할 날이 없을 정도로 잔병이 떠나지 않았다고 한다. A군의 식생활은 우유, 쇠고기, 계란, 쌀밥, 설탕, 양과자 등이었고 생선이나 야채는 입에 대지도 않을 정도였다고 한다. 과일을 좋아하지 않았으며 사이다, 콜라, 주스, 커피 등 음료수는 매일 마실 정도로 즐겼다고 한다.

주치의사의 권유에 따라 우유를 맹신하여 유치원과 초등학교 때에는 매일 2병(400ml)씩, 중고등학교 때에는 매일 5병씩을 마셔댔다고 한다. 그런데도 불구하고 이루 말할 수 없는 각종의 질병들이 꼬리를 물고 계속되어 별 약을 다 먹었지만 건강은 회복되지 않았다고 한다.

이런 일이 19년 동안이나 엎치락뒤치락 계속되던 중 미국예방의학회 회장 고든 박사가 제창하는 모발분석을 일본예방의학센터 연구소장인 이마이 박사로부터 받는 행운을 얻게 되었다.

모발분석이란 간단히 말하자면, 머리카락 속에 들어 있는 미네랄을 분석 조사하여, 체내에 존재하는 미네랄의 적량, 과량, 부족량 등을 알아냄으로써 식사개선지도, 영양물질의 투여 등을 지도하는 새로운 예방의학적 방법이다.

A군은 모발분석 결과 뜻밖에도 마그네슘 부족으로 인한 칼슘대사장애라는 사실을 알게 되었다. 결국 A군은 우유, 계란, 쇠고기, 콜라, 사이다 등은 열심히 먹었지만, 야채나 해조류의 섭취를 꺼렸던 관계로 마그네슘이 부족했던 것이다.

여기서 잠깐 말을 바꾸어 칼슘의 대사에 대해 알아보면 A군의 사정을 더 잘 이해할 수 있을 것이다.

칼슘이 뼈조직에 침착되기 위해서는 마그네슘을 비롯하여 구리, 아연, 크롬, 망간, 철, 규소, 니켈, 불소 등 여러 가지 미량미네랄이 필요하다. 그리고 음식물로 섭취된 칼슘은 하이드락시애퍼타이트라는 인산칼슘의 형태로 뼈에 침착한다. 이때 위에서 말한 마그네슘을 비롯한 여러 가지 미네랄이 필요하다는 것이다.

칼슘은 일단 조골세포에 의해 뼈에 침착되며, 다른 한편으로는 파골세포에 의해 뼈 속의 낡은 칼슘이 혈액으로 흘러나온다. 그리고 이렇게 칼슘이 새 것과 낡은 것으로 모두 바뀌는 데는, 즉 뼈를 구성하는 전체 성분이 모두 새 것으로 바뀌는 데는 약 200일이 걸린다. 그러므로 칼슘은 일단 뼈에 침착되게끔 운명지워졌는데 그러자면 마그네슘 등의 미네랄이 반드시 있어야 한다. 그 후 A군은 푸른 잎 야채, 미역이나 다시마 등 해조류와 마그네슘이 풍부한 식품까지 포함한 균형된 식사로 개선함으로써 건강한 청년이 되어 학업에 열중하였다고 한다.

머리카락으로 건강상태를 알 수 있는 건강진단법이 개발되었다

워털루 전투에서 영국의 웰링턴 장군에게 참패한 나폴레옹은 1821년 한 많은 영웅의 일생을 마칠 때까지 세인트헬레나 섬에 유폐되었었다. 나폴레옹이 죽은 지 140년이 되던 해인 1961년에 분석된 그의 모발에서는 정상치의 100배가 넘는 비소가 검출되어 세인을 놀라게 했다.

이 모발분석의 결과는 나폴레옹이 장기간에 걸쳐 독소가 함유된 음식물을 먹음으로써 독살됐을지도 모른다는 그간의 역사 및 전기 학자들의 끈질긴 의혹을 과학적으로 입증해 준 셈이다.

미국예방의학회 회장인 고든 박사에 의하면, 모발분석이란 'ICP

플라즈마유도결합발광분석법'이란 방법으로 모발 속의 미네랄 함유량을 측정하여 식사의 잘못, 발병가능성, 잠재적 질환상태 등을 발견함으로써 병을 미리 예방하는 데 기여하는 새로운 진단법이다.

모발분석은 피를 뽑는다든지, 조직을 떼어낸다든지, 방사능물질을 집어넣는다든지, X-선을 쪼인다든지 하는, 사람에게 고통을 주는 일련의 과정도 없이 다만 머리 뒷부분에서 머리카락 1g만을 채취하는 것만으로 간단하게 시행할 수 있는 스크리닝법(집단검진법)이라는 데 매력이 있다. 이 방법은 또한 여태까지 혈액, 소변, 타액, 생체실험 등에 의해서도 미처 발견할 수 없었던 '미네랄의 균형'에 의해 질병의 예측을 가능케 함으로써 질병의 정확한 진단, 질병발생의 예지, 식생활 개선 및 환경위생관리의 지도, 의약품이나 영양보조식품의 섭취에 관한 지도 등 기초자료를 제공한다는 데에 의의가 있다.

또한 모발분석법은 '이타이이타이병(카드뮴중독)'이나 '미나마타병(수은중독)' 또는 '비중격결손증(6가크롬중독)' 등 중금속 오염에 의한 건강장애를 진단하는 중요한 검사법으로 이용된다. 식품위생 분야에도 이용되는데 어패류의 수은·카드뮴의 오염, 곡류나 과일 또는 야채류의 비소·수은·납 등 유해금속의 오염발생원인에 대한 영향을 알아보는 데에도 효과적이다.

이렇게 모발을 분석해 보면 공해오염의 원인규명뿐 아니라, 신체 내의 미네랄값을 언제나 정확하게 감시할 수 있다. 혈액, 소변, 타액, 조직 등의 검체에 의한 병리검사는 그 시점에서의 영양상태나 장기 및 조직의 병적 상태를 아는 수단으로서는 유효하지만,

이러한 건강장애가 초래되기까지의 장기간에 걸친 영양대사장애의 원인을 파악하기에는 충분하다고 볼 수 없다. 즉 평소 식사에 있어서 영양학적인 결함이 있는가에 대해서는 휴먼 독(human dock)에 들어가서 임상병리검사나 기타의 방법으로 진찰을 아주 세밀하게 받는다 해도 병이 어느 정도 진행되기까지는 판별하기가 어려운 형편이다.

이에 반해 모발분석은 세포의 영양대사장애를 점검함으로써 그 후에 필연적으로 따라올 조직의 변화나 기관의 변화를 미리 예측할 수 있는 장점이 있다. 뿐만 아니라 모발 자체가 생물학적으로 안정되어 있어서 검체로서의 취급이 용이하고 편리하다. 또 신체에 상처를 주지 않고도 채취할 수가 있고, 혈액, 소변, 조직 등과 달리 변질할 우려가 없고 보관이나 운반이 용이하다.

인체를 구성하고 있는 원소는 모두 약 54종 정도로 추정되고 있는데, 이 중 수소, 산소, 탄소, 질소, 이 4가지를 제외하면 나머지 50종은 모두 미네랄이다. 모발분석기는 최근 27종의 미네랄을 검출해내며 ppb(10억분의 1) 단위까지도 검출이 가능하다.

미네랄은 체내에서 뼈나 피의 성분이 될 뿐만 아니라, 효소계의 중요한 성분이며, 호르몬의 원료가 되고 체액의 산·알칼리평형과 면역기구에도 관계된다.

모발분석법이 성인병시대에 특히 중요한 위치를 점유하고 있는 것은, 성인병의 대부분이 식원병이고 모발의 미네랄값은 식생활의 잘못을 예리하게 반영하기 때문이다.

세포에서의 영양대사장애가 질병을 유발하는 가장 근본적인 원인이라는 사실은 이미 잘 알려져 있다. 오늘날 영양대사의 불균형

또는 장애로 발생하는 질환의 수는 117종을 헤아리고 있다. 이 수치는 의학과 생화학의 발굴에 의해 더욱 늘어날 것으로 예상된다. 영양대사의 장애가 늘고 있는 것은 영양이 불균형한 잘못된 식생활에 기인하거나 또는 유전에 의하는 경우가 있는데, 유전에 의한 경우에도 분자교정의학에 의한 영양요법이 도움이 되는 수가 많다.

공해시대와 성인병시대를 살아가는 현대인은 2~3년에 한 번씩이라도 모발분석을 받아보는 게 좋을 것이다.

공해와 성인병 시대에 건강을 지켜주는 위대한 미량미네랄, 셀레늄

지금 시중에서 평판이 자자한 비타민C는 헝가리 태생의 미국 생화학자 알베르토 센트기요르기 박사에 의해 발견된 것으로, 박사는 1937년「생물학적 연소——특히 비타민C 및 푸마르산의 기능」에 관한 업적으로 노벨 생리의학상을 받았다.

그 저명한 노벨상 수상자로부터『뉴트리션 투데이』라는 월간 건강잡지의 편집국 앞으로 한 통의 편지가 날아들었다. 그 편지의 내용은 1982년 2월호『베터 뉴트리션』지에 게재되었는데, 그 중 일부를 옮겨보면 다음과 같다.

편집장 귀하

무엇인가 도움이 될까 생각되어 나의 개인적인 경험을 알려드리려고 합니다.

여러 해 동안 나는 불규칙한 맥박 때문에 고통을 받아 왔습니다.

나의 심장박동은 처음 고동 다음에 금세 다음 고동이 이어지고 그 다음은 멈추고 마는 것이었습니다. 나는 번번이 맥박을 재보았지만 이러한 증상은 전혀 변화가 없었습니다. 최근에는 만성 부정맥으로 괴로워하고 있습니다.

나는 암 연구에서 힌트를 얻어 하루에 100mcg의 셀레늄을 먹기 시작했습니다. 그런데 3일째 되던 날 우연히 맥박을 재어보았더니 연결 박동이나 부정맥이 없어졌습니다. 이것은 벌써 2개월 전의 일이었는데, 그 이후로는 맥박이 늘 정상상태를 유지하고 있습니다.

…… (중략) ……

오늘날에는 일반에게도 알려져 있는 바와 같이 우리나라의 셀레늄 함유량은 지역적으로 커다란 차이가 있으며, 셀레늄이 적은 지역에는 암발생이 굉장히 많이 나타나고 있습니다.

…… (하략)

박사는 암에 대한 셀레늄의 예방 및 치유효과를 연구하는 과정에서 셀레늄이 심장질환에도 유효하다는 치험 예나 학계의 연구보고를 읽는 일이 있었으므로 셀레늄을 복용해 볼 생각이 들었던 것이다.

캘리포니아에 있는 심폐혈관연구소의 로버트 하몬 박사는 셀레늄의 중요성에 대해서 다음과 같이 말하고 있다.

"현재 미국에서는 매일 3,000명이 암으로 죽으며, 1년 간에 1백만 명이 심장병 및 맥관계질환으로 목숨을 잃으며, 그리고 적어도 2,400만 명 이상이 고혈압으로 고통을 받고 있다.

지금이야말로 미국의 모든 개업의사나 의학자들이 스스로 사명감을 일깨워 '국민 건강'을 진지하게 염려할 때이다. 그리고 우리들이 눈앞에 명료하게 나타난 미량원소 셀레늄의 경이적인 효과를 충분히 인식해야 할 것이다."

셀레늄은 주기율표상으로는 산소나 유황과 같이 제6족에 속하는 아금속원소로서 항산화력이 비타민E의 1,970배에 이른다. 그러면 셀레늄의 임상적 효과에 대하여 간단히 알아보기로 한다.

1) 암의 예방 및 치료효과
- 셀레늄은 유리기를 포착하는 작용으로 암을 예방한다.
- 셀레늄은 유방암을 비롯하여 10여 종의 각종 암을 80~90% 감소시킬 가능성이 있다.
- 셀레늄을 암 환자에 투여하면 확실하게 연명이 된다. 암세포 조직이 현저히 감축되는 일도 있다.
- 암 환자에 셀레늄을 투여하여 혈중 농도를 높이면, 화학요법 및 방사선요법의 부작용을 현저하게 경감하여 상승작용을 나타낸다.

2) 심장질환의 예방 및 경감효과
- 셀레늄은 셀레노메티오닌으로써 비타민E와 협력하여 심장을 움직이는 에너지인 코엔자임Q를 생산하여 심장병을 예방한다.
- 셀레늄은 심장의 격통을 경감한다.
- 셀레늄의 보급은 심장발작을 일으킨 다음에도 탁월한 효과를 나타낸다.
- 셀레늄은 부정맥 기타 심장질환의 치료에 효과가 있다.

3) 간장병의 예방효과

- 셀레늄은 글루타치온퍼옥시다제의 주요성분으로서 간장세포의 괴사 및 경화를 예방한다.
4) 관절염의 예방 및 경감효과
- 셀레늄은 유리기포착작용으로 강력한 소염작용이 있으며, 신경통, 류머티스, 교원병, 관절염 등의 예방 및 경감에 효과가 있다.
5) 성적 기능의 증강효과
- 셀레늄은 정자의 생산 및 활성을 증강한다.
- 셀레늄은 미토콘드리아의 에너지 생산에 중요한 역할을 발휘한다. 그러므로 충분한 셀레늄의 섭취는 성욕을 증강하며 동시에 수정률을 높인다.
6) 셀레늄은 백내장을 예방한다
- 백내장은 수정체의 산화(SS결합이라고 불리는 탈수소반응)에 의해 일어나는데, 셀레늄은 강력한 항산화작용이 있는 것이므로 예방에 효과가 있다. 백내장 환자의 혈중 셀레늄 함유량은 보통사람의 6분의 1 정도로 현저히 낮다.
7) 셀레늄은 면역력을 높인다.
- 셀레늄을 항원과 함께 투여했을 경우, 항원만을 투여했을 때에 비해 20~30배나 높은 항체반응을 나타낸다. 이와 같이 항체반응을 증강하는 셀레늄의 효과는 새로 형성된 암세포를 파괴하는 면역능력을 높여 우리들을 암으로부터 지켜준다. 셀레늄에 의해 인터페론의 생산이 증강된다는 사실도 밝혀졌다.
8) 셀레늄은 노화를 지연시킨다.
- 셀레늄은 글루타치온퍼옥시다제의 주요성분으로서 강력한 항

산화작용, 환원작용을 발휘하여 60조의 세포를 산화나 유리기로부터 지켜 노화를 지연시킨다. 글루타치온퍼옥시다제는 노화물질인 리포푸스친을 분해한다.

9) 셀레늄은 중금속공해로부터 우리들을 지켜준다.
- 셀레늄은 체내에 흡수되어 축적된 수은, 카드뮴, 납 등의 유해금속을 체외로 배출하는 작용이 있어 해독을 방지한다.

10) 셀레늄은 방사선 피해를 경감한다.
- 원자폭탄을 비롯해서 태양광선, X-선 등에 의해 우리들의 체내에 유리기가 발생하여 노화, 암, 기타 질환의 원인이 되는데, 셀레늄은 그 강력한 산화력 및 환원력에 의해 그 해를 경감한다.

최근에 알려진 사실로서, 비행청소년이나 성적이 불량한 아이들의 모발을 분석해 보면 수은, 납, 카드뮴 등 중금속이 많으며 우수한 학생의 모발 중에는 중금속이 거의 검출되지 않고 구리나 아연이 많다는 사실이 판명되었다. 그렇다면 셀레늄은 중금속을 체외로 배설시키는 작용이 있으므로 불량청소년의 문제에도 기여할 수 있을지도 모른다. 1일 100~200mcg의 셀레늄을 섭취한다는 것은 암과 공해병과 기타 성인병을 예방하는 보험이 될 것이다.

비만은 영양결핍이 원인이었다

1984년 10월 뉴욕에서는 제4회 국제비만회의가 열렸다. 미국대표들은 길을 걷노라면 으레 100kg을 넘는 사람들을 만나게 되며,

병원에서는 100kg을 훨씬 넘는, 혼자서는 일어설 수도 없는 사람들이 치료를 받고 있는 모습을 보게 된다면서, 미국은 이제 공포의 비만대국이 되었다고 개탄하였다.

동 회의 의장단의 한 사람인 뉴욕 성누가병원의 바인터리 박사는 "지금 우리나라에는 치료를 요하는 비만증 환자가 3천만 명(20~74세의 남녀)이며, 중간 정도의 뚱보까지 합치면 총 6,300만 명에 이른다"고 하면서 비만을 국민병이라고 하였다.

미국은 지금 비만을 해소하기 위해서는 물불을 가리지 않을 형편이어서, 심지어는 위의 입구로부터 용적의 10% 정도를 꿰매고 거기서 직접 소장으로 연결하는 이른바 '바이패스' 수술이 행해지고 있으며, 심지어는 위 속에 내산성 고무풍선을 집어넣어 과식을 막는, 기상천외한 방법도 실용화 단계에 있다고 한다.

여기서 잠시 우리나라의 사정을 돌아보자. 지금 서울 거리를 걷다 보면 심심찮게 비만아들을 보게 된다. 비만증은 어렸을 때 특히 주의해야 한다. 왜냐하면 어린아이의 비만은 지방세포의 수 자체가 늘기 때문이다. 어른이 되면 지방세포의 부피가 커지므로 어려서부터 지방세포의 수를 최소한으로 줄여두는 게 상책이다. 그러니 어려서부터 정신을 차리고 조심하지 않으면 안 된다.

먹는 것, 생각하는 것, 입는 것 등 모든 것이 통째로 미국화되어가는 세태이고 보면 우리나라도 미국처럼 공포의 비만대국이 되지 말라는 법은 없을 것 같아서 하는 말이다.

비만의 원인은 여러 가지가 있어서 한마디로 말하기는 어렵다. 보통은 과식하기 때문이라고 생각하지만, 내분비 이상, 스트레스, 운동 부족, 대사장애 등도 비만의 중요한 원인이 될 수 있으니 말이다.

 그러나 여기서는 먹는 것에 대해서만 생각해 보기로 하겠다. 우선 먹는 음식물에는 '타는 영양소'와 '태우는 영양소'가 있다는 사실에서부터 출발하기로 하자. 최신의 연구보고에 의하면 그저 많이 먹기 때문이 아니라, '타는 영양소', 즉 체내에서 연소되어 칼로리를 발생시키는 영양소는 지나치게 섭취되는 반면에, '태우는 영양소', 즉 연소작용을 돕는 영양소가 부족하기 때문이라고 한다.

 다시 말하자면 영양대사에 필요한 비타민·미네랄 등 미량영양소가 부족한 영양결핍의 식사에 문제가 있다는 것이다. 즉 많이 먹는다기보다는 잘 태워버리지 못한다는 데 문제가 있다는 것이다.

 H. A. 크렙스 박사는 우리들이 먹은 음식물이 세포 내에서 어떻게 연소되는지를 밝힌「세포의 물질대사에 관한 연구」로 1953년 노벨 생리의학상을 받았는데, 이 연소과정을 크렙스회로 또는 TCA 사이클이라고 한다.

 이에 대해서 간단히 설명하자면, 포도당·아미노산·지방산·글리세롤·알코올 등 '타는 영양소'들이 TCA 사이클의 각 단계를 거쳐 최종적으로는 물과 탄산가스 등으로 배출되고, 그 과정에서 에너지를 발생시키는 것인데, 우리들이 먹은 음식물이 완전연소가 된다면 남는 칼로리가 지방으로 변환되어 살이 찌는 일은 없을 것이다. 그렇다면 먹는 대로 태워버리면 되겠는데, 그 방법은 무엇인가? '태우는 영양소'를 충분히 공급하여 남아돌아가는 칼로리가 지방으로 변환되어 지방세포라는 창고 속을 가득 채우는 일을 막는 방법이다.

그렇게 되기 위해서는 대충 다음의 40종의 영양소가 필요하다고 전문가들은 주장하고 있다.

비타민류 : 비타민B_1, 비타민B_2, 나이아신, 판토텐산, 비타민B_6, 비타민B_{12}, 비타민A, 비타민D, 비타민E, 비타민K, 콜린, 이노시톨, 엽산.
미네랄류 : 칼슘, 염소, 칼륨, 마그네슘, 나트륨, 인, 코발트, 크롬, 구리, 철, 요오드, 망간, 아연, 몰리브덴, 셀레늄.
아미노산 : 라이신, 트립토판, 페닐알라닌, 트레오닌, 메티오닌, 류신, 아이소류신, 발린.
기 타 : 레시틴, 리놀산, EPA, 섬유질

이상에서 열거한 영양소들은 식사뿐만 아니라, 위에서 언급한 바 있는 대사장애, 내분비이상, 스트레스 등에도 좋은 영향을 미칠 수 있게 짜여진 것이라고 볼 수 있다.

왜 이렇게 많은 영양소가 필요한가 하는 의아심이 생길 것이다. 이들 미량영양소는 앞서 말한 '크렙스회로'에서 효소를 만드는 데 필요한 것들이기도 하다. 예를 들면 포도당이 '크렙스회로'에 들어가기 위해서는 피루브산이 되고 또 피루브산은 아세틸CoA가 되어야 하는데, 포도당→피루브산의 대사에는 비타민B_3, 즉 나이아신이 부족하다. 나이아신은 니코틴아미드·아데닌·디누클레오티드와 니코틴아미드·아데닌·디누클레오치트린산이라는 효소가 되기 때문이다.

그리고 그 다음 단계인 피루브산→아세틸CoA의 대사에는 비타민B_1(코카복사라제), 비타민B_2(플라빈・아데닌・모노누클레오티드 : FMN), 나이아신(플라빈 : 아데닌 : 디누클레오티드 : FAD), 판토텐산(코엔자임A) 등이 필요한데, 그것은 괄호 안의 효소가 필요하기 때문이다.

아세틸CoA는 구연산으로 변환되고, 또 구연산은 이소구연산으로…… 이렇게 변환되어 끝내는 탄산가스와 물로 변하는데, 그 과정에서 에너지가 방출되는 것이다.

결국 비타민이나 미네랄은 먹은 음식물이 체내에서 긴요하게 쓰이게 하고, 에너지로 변환되며 찌꺼기로 남지 않게 하며, 노폐물을 순조롭게 배설되게끔 하는 역할을 하는 것이다. 그런데 이런 것들이 부족하기 때문에 살이 찌거나 병이 생긴다는 것이다.

포도당을 탄산가스와 물로 분해하는 영양대사에는 비타민B복합체에 속하는 비타민들이 필요하다는 사실은 위에서 설명했지만, 여기에는 마그네슘이나 망간도 절실히 필요하다. 이러한 사실은 최근에야 알게 되었다. 균형된 식생활, 영양의 밸런스, 이런 것들이야말로 비만해소의 비결인 셈이다.

에필로그

미국 상원의 「영양문제특별위원회 보고서」는 미국은 물론 전세계에 커다란 반향을 일으켰을 뿐만 아니라, 실제로 의학의 방법에 일대 변혁을 불러왔다.

미국에서는 의약산업의 독점물로 묶여 있었던 비타민이나 미네랄 등의 영양물질이 약사법의 쇠사슬에서 해방되어 슈퍼마켓이나 스낵코너에서도 손쉽게 판매되고 있다. 영양물질은 식품성분으로서 식생활의 일부이지 의약품이 아니기 때문이며, 그럼으로써 의사나 약사가 요리할 성질의 것이 아니기 때문이다.

일본에서는 식생활의 잘못을 시정하려는 사업의 일환으로써, 의약산업의 아성이라고 할 수 있는 완고한 후생성이 드디어 눈을 떠 1983년부터 1988년까지 사이에 매년 8만 명씩의 식생활 개선 지도를 위한 '건강레이디'를 양성하는 계획을 추진하고 있다. 이 사업이 성과를 거두게 되면 계속해서 더 많은 일꾼들을 양성하여 계몽에 투입할 것이라고 한다.

캐나다 정부는 이미 정기적으로 성인병을 예방하는 식사법을 해설한 소책자를 각 가정에 우송하고 있다고 한다.

이렇게 볼 때 우리나라도 무엇인가 달라져야 하겠다는 생각이 든다. 최근 『한국인의 체위』라는 책을 펴낸 이화여대 체육대학장인 윤남식 박사는 "지금부터 국민들이 적절한 운동을 하지 않으면 앞으로 우리 국민들도 구미인들처럼 비만형 체형을 갖게 될지도 모른다"고 지적했다.

이러한 우려는 1940년에 비해 1983년의 20대 초반 남자의 평균 신장이 1.3cm 커진데 대하여 체중은 6kg이나 늘었다는 조사결과에서 비롯된 것이다. 이러한 현상은 비록 운동 부족에만 기인되는 것이 아님은 물론이며 잘못된 식생활에 더 큰 원인이 있는 것이다.

이제 우리들도 건강문제를 더 이상 약과 수술의 의학에만 맡겨둘 수 없으며, 낯모르는 면도사에게 선뜻 목숨을 내맡기듯 질병의 요리사에게 방치할 수 없다는 자각이 움트기 시작했다.

지금 세계는 의학 혁명을 겪고 있다. 우리들에게도 의식개혁과 인식의 혁명이 필요하다. 그것은 하얀 가운을 입은 인술을 파는 상인들에게 생명을 의탁하는 종속에서 해방되어야 한다는 의식개혁이며, 건강은 약이 아니라 식사, 즉 영양이 지켜주는 것이라는 인식의 혁명이다.

이 책자를 펴내는 이유도 바로 그러한 관심에서 비롯된 것이다. 내용의 기본 줄거리는 이마무라 고이치의 『지금의 식생활로는 빨리 죽는다』에서 옮겼다. 그리고 미국 상원 「영양문제특별위원회 보고서」의 초판이 선을 보인 1977년 이후에 발표된 연구논문들에서 내용을 보완하였으며 일부 틀린 부분을 바로잡았다.

다만 이 책자는 전문적인 지식이나 정보를 공급하기 위한 목적에서가 아니라 잘못된 식생활을 고쳐 건강한 삶을 영위해야 하겠다는 계몽차원에서 쓰여진 것이므로 아쉬운 점이 한두 가지가 아닐 것이다.

그러나 우리들의 식생활에 대한 반성과 건강문제에 관한 새로운 대책을 수립하는 데 있어서 조금이라도 도움이 되었으면 하는 열의에서 엮어진 것이라고 이해되길 바란다.

1987년 11월
원 태 진 씀

잘못된 식생활이 성인병을 만든다

1988년 3월 25일	초판 1쇄 발행	
2003년 1월 25일	초판 15쇄 발행	
2003년 9월 15일 (개정판)	2판 1쇄 발행	
2022년 12월 25일 (개정판)	2판 23쇄 발행	

원　저　미 상원 영양문제특별위원회
편역자　원　　태　　진
발행인　박　　상　　율
발행처　형　　성　　사
주　소　서울시 마포구 신수동 448-6 한국출판협동조합 301호
전　화　02)714-4594
팩　스　02)713-4476
e-mail　psyul59@hanmail.net
온라인　054-01-0320-411 국민은행 (예금주 : 박상율)
등　록　제 10-133호(1979. 2. 6)

ISBN 89-7346-130-3 03510

※ 잘못 만들어진 책은 바꾸어 드립니다. 값 **7,500원**

이 책의 내용을 허락 없이 무단으로 전재 또는 복제할 수 없습니다.

ⓒ1988, 형성사